Vera Breuer

Akupunktur aus der Praxis für die Praxis

Ein indikationsbezogenes Arbeitsbuch

Verlagsgesellschaft

Autorin:
Dr. med. Vera Breuer
Hochstraße 55
42697 Solingen

Die Deutsche Bibliothek – CIP-Einheitsaufnahme

Breuer, Vera:

Akupunktur – aus der Praxis für die Praxis / Vera Breuer. [Grafiken: Rita Wildenauer]. – Stockdorf: Forum-Medizin-Verl.-Ges., 2001
ISBN: 3-910075-39-8

© 2001 by FORUM MEDIZIN
FORUM MEDIZIN Verlagsgesellschaft mbH, Kraillinger Str. 12, 82131 Stockdorf

Alle Rechte, insbesondere das Recht der Vervielfältigung sowie der Übersetzung, vorbehalten. Kein Teil des Werkes darf in irgendeiner Form (durch Fotokopie, Mikrofilm oder ein anderes Verfahren) ohne schriftliche Genehmigung des Verlages reproduziert oder unter Verwendung elektronischer Systeme verarbeitet, vervielfältigt oder verbreitet werden.

Die Wiedergabe von Gebrauchsnamen, Handelsnamen, Warenbezeichnungen usw. in diesem Werk berechtigt auch ohne besondere Kennzeichnung nicht zu der Annahme, dass solche Namen im Sinne der Warenzeichen- und Markenschutz-Gesetzgebung als frei zu betrachten wären und daher von jedermann benutzt werden dürften.

Wichtiger Hinweis:
Wie jede Wissenschaft ist die Medizin ständigen Entwicklungen unterworfen. Forschung und klinische Erfahrung erweitern unsere Kenntnisse, insbesondere was Behandlung und medikamentöse Therapie anbelangt. Soweit in diesem Werk eine Dosierung oder Applikation erwähnt wird, darf der Leser zwar darauf vertrauen, dass Autoren, Herausgeber und Verlag große Sorgfalt darauf verwandt haben, dass diese Angabe dem Wissensstand bei Fertigstellung des Werkes entspricht. Für Angaben über Dosierungsanweisungen und Applikationsformen kann vom Verlag jedoch keine Gewähr übernommen werden. Jeder Benutzer ist angehalten, durch sorgfältige Prüfung der Beipackzettel der verwendeten Präparate und gegebenenfalls nach Konsultation eines Spezialisten festzustellen, ob die dort gegebene Empfehlung für Dosierungen oder die Beachtung von Kontraindikationen gegenüber der Angabe in diesem Buch abweicht. Eine solche Prüfung ist besonders wichtig bei selten verwendeten Präparationen oder solchen, die neu auf den Markt gebracht worden sind. Jede Dosierung oder Applikation erfolgt auf eigene Gefahr des Benutzers. Autoren und Verlag appellieren an jeden Benutzer, ihm etwa auffallende Ungenauigkeiten dem Verlag mitzuteilen. Geschützte Warennamen (Warenzeichen) werden nicht besonders kenntlich gemacht. Aus dem Fehlen eines solchen Hinweises kann also nicht geschlossen werden, dass es sich um einen freien Warennamen handelt.

Grafiken: Rita Wildenauer
Herstellung: Verena Buttler
Druck: Schoder Druck, Gersthofen
Printed in Germany
ISBN: 3-910075-39-8

Inhalt

Vorwort ... 5

I. Theoretische Grundlagen ... 6

1. Was sind Akupunkturpunkte und Meridiane ... 6
2. Meridiane ... 9
3. Wandlungsphasen ... 62
4. Antike Punkte ... 68
5. Nadeltechnik ... 75
6. Steuerungspunkte ... 77
7. Organuhr ... 83
8. Öffnungen der Meridiane an Sinnesorganen ... 85
9. Pulstastung ... 86
10. Zungendiagnostik ... 89
11. Therapeutische Regeln für Akuterkrankungen und chronische Krankheiten ... 90

II. Praxisteil ... 92

1. Kopfschmerzen ... 92
2. Das Halswirbelsyndrom ... 99
3. Schulterschmerzen ... 106
4. Ellbogenschmerzen ... 113

5. Karpaltunnelsyndrom 118
6. Syndrome der unteren Wirbelsäule 123
7. Coxalgie 131
8. Gonalgie 136
9. Heuschnupfen und allergische Rhinitis 141
10. Unspezifische Bauchschmerzen 147
11. Tinnitus 155
12. Urogenitale Erkrankungen, Potenzstörungen 162
13. Neurodermitis und andere Hautprobleme 171

Akupunktur
Aus der Praxis für die Praxis

Dieses Buch soll als Praxisleitfaden sowohl dem Anfänger den Einstieg in die Materie erleichtern, als auch dem schon praktizierenden Kollegen weitere Anregung bieten für bewährte und erfolgreiche Konzepte mit der Akupunktur.

Hin und wieder wird über den Tellerrand hinausgeschaut. Manche Anregung geht auch in die Richtung der Homöopathie, der Neuraltherapie und weiterer Naturheilverfahren.

Die Indikationen gehen im Bewegungsapparat von Kopf bis Fuß, darüber hinaus sind die häufigsten Erkrankungen aus dem Bereich der Allgemeinmedizin behandelt. Der Kollege draußen vor Ort, hat durch die in jedem Kapitel in sich abgeschlossenen Therapiehinweise schnell den Überblick.

Durch die Differenzierung der einzelnen Syndrombilder nach westlichen und fernöstlichen Kriterien kann jedem Patienten seine individuelle Form der Akupunktur geboten werden, ohne den roten Faden der Therapie dabei zu verlieren.

Eine große Erleichterung im Arbeitsalltag ist der „Fahrplan" der Akupunktur, der alle wichtigsten Theorieteile der Akupunkturlehre zusammenfaßt. Mit einem Blick erkennt man, welche Punkte im System welche Kriterien erfüllen. Wandlungsphasen, Achsen, Umläufe, Spezialpunkte und alle Zuordnungen sind sofort parat.

Mit diesem Buch erhält sowohl der Anfänger als auch der Fortgeschrittene für alle Zusammenhänge schnelles Verständnis.

I. Theoretische Grundlagen

1. Was sind Akupunkturpunkte und Meridiane?

Diese Frage stellen mir meine Patienten oft. Sie haben etwas gehört von Energieströmen und von Linien, die es über den Körper verteilt geben soll, aber so genau kann sich niemand etwas unter Meridianen oder Akupunkturpunkten vorstellen.

Ich zeige dann gern eine Puppe, die alle Hauptmeridiane auf dem Körper beidseits aufgemalt hat und sage, daß unter der Haut in der Richtung dieser Linien Strom durch den Körper fließt und zur Energieversorgung letztendlich jeder Zelle führt. Über die Versorgung der Zellen mit Blut, Sauerstoff, Wasser und anderen Nährstoffen wissen die meisten Menschen etwas. Nun kommt eben dazu, daß wir heute wissen, daß jede Zelle zum Leben auch noch eine Versorgung mit Energie braucht. Und diese Energie benutzt die Schiene der *Meridiane*. Die Meridiane sind in meiner Vorstellung Kanäle, die Energie transportieren. So, wie es im Verlauf eines Abwasserkanals Kanaldeckel gibt, also eine Verbindung zur Erdoberfläche, existieren auch im Verlauf der Meridiane an bestimmten Stellen Verbindungen zur Hautoberfläche. An diesen Punkten kann man Zugang zum Meridian bekommen, es sind die *Akupunkturpunkte*. Man kann es sich etwa so vorstellen, wie die drei weichen Stellen einer Kokosnuß, nur hier ist es leicht, in das System hineinzugelangen. Bei Störungen im Stromfluß der zu verteilenden Energie können Engstellen im Versorgungsweg der Meridiane entstehen. Es ist dann ähnlich wie bei einer Baustelle auf der Autobahn. Vor der Baustelle bildet sich ein Kilometer langer Stau, hinter der Engstelle entsteht eine Leere-Symptomatik. Mit Hilfe von Akupunkturnadeln oder auch anderen Stimulationstechniken wie Laserstrahlung oder Elektro-Anwendung wird nun wie mit einer Bürste der Kanal wieder „saubergefegt", der Strom kann wieder fließen. Durch diese bildhafte Vorstellung kann man auch verstehen, daß es bei ein und der selben Erkrankung sowohl *Fülle*- als auch *Schwäche-Symptome* gleichzeitig geben kann. Mit Hilfe von diesen Vergleichen und Bildern wird es auch viel leichter, sich die Funktion der Akupunktursysteme vorstellen zu können. Die wissenschaftlichen Erklärungen dazu können in der einschlägigen Literatur nachgelesen werden.

Es gibt 12 Hauptmeridiane, die jeweils auf beiden Seiten des Körpers verlaufen. Sie bilden ein System, in dem immer vier Meridiane einmal den ganzen Körper von oben nach unten und zurück energetisch versorgen. Bei einer solchen Vierergruppe spricht man vom *Umlauf*.

Die Meridiane eines Umlaufs ziehen jeweils zunächst vom Thorax zur Hand,

erster Umlauf	Lunge – Dickdarm – Magen – Milz (oder Milz-Pankreas)
zweiter Umlauf	Herz – Dünndarm – Blase – Niere
dritter Umlauf	Pericard *– 3Erwärmer** – Gallenblase – Leber

* Der Pericardmeridian wird auch Kreislauf und Sexualitätsmeridian genannt,
** Der 3Erwärmer-meridian wird auch aus dem chinesischen Sanjiao-Meridian genannt, da man sich im deutschen Sprachgebrauch sowieso nicht so richtig vorstellen kann, was so ein 3Erwärmer genau sein soll

Abbildung 1. **Umläufe**

dann von der Hand zum Gesicht, dann vom Gesicht zum Fuß und vom Fuß wieder zurück zum Thorax. Damit ist ein Umlauf beendet. Es gibt drei solcher Umläufe. (s. Abb. 1).

Die Meridiane tragen Namen von Organen, mit denen sie eine Verbindung haben, z. B. Dickdarmmeridian oder Magenmeridian. Oder der Name des Meridians weist auf seine Funktion hin, die er ausübt, z.B. Kreislaufmeridian oder 3Erwärmermeridian, welcher sozusagen Reserveenergie transportiert für die drei Körperhöhlen von Thorax, Abdomen und Beckenbereich. Der jeweilige Meridian, das eventuell dazugehörige Organ und auch das Gebiet, durch den der Meridian verläuft werden als Funktionskreis zusammengefaßt. Dazu gibt es weitere Zuordnungen, wie z.B. bestimmte Gewebe, bestimmte Emotionen, Geschmacksrichtungen, Farben und viele Dinge mehr. Es gibt die folgenden zwölf Meridianbezeichnungen:

Meridianbezeichnungen:

Lunge-Dickdarm-Magen-Milz
Herz-Dünndarm-Blase-Niere
Pericard-3Erwärmer-Gallenblase-Leber

Was heißt Yin und Yang?

Man hört so viel von Yin und Yang im Zusammenhang mit Akupunktur, meist kann man sich aber nur schwer vorstellen, was damit gemeint sein soll. Ich glaube tatsächlich fest daran, daß dies philosophische Begriffe sind, die man nie in ihrer vollen Bedeutung erfassen kann. So weit ich selbst in die Materie vorgedrungen bin, kann ich hier gern meine Auffassung weitergeben. Ich glaube, daß die Begriffe *Yin* und *Yang* die Polaritäten im Leben ausdrücken sollen. Immer gibt es mindestens zwei Seiten von jedem Ding. Z.B. hell-dunkel, reich-arm, Kopf-Fuß, Rücken-Bauch, hinten-vorn, oben-unten, außen-innen, warm-kalt, Mann-Frau, dick-dünn, etc. Nun sagt man immer zu einer Seite, sie wird dem Yin-Charakter zugeteilt, die andere Seite entspricht dem Yang-Charakter. Yin ist das weibliche Prinzip, aber nicht gleichbedeutend mit Frau. Yang ist das männliche Prinzip. Jeder Mensch vereinigt Yin- und Yang-Anteile in sich. Sicher haben Frauen meist mehr Yin-Anteile, aber eine Mischung ist immer vorhanden in jeweils individuellen Verhältnissen.

Nie gibt es nur den einen Teil davon allein, denn erst durch den Vergleich mit der Gegenseite zeigt sich, ob jemand z.B. aktiv oder träge ist. Ein gutes Bild zur Erklärung ist der Bauer auf dem Feld. Er bearbeitet den Boden in gebückter

Haltung. Sein Rücken ist der Sonne zugewandt, ebenso die Außenseite seiner Arme. Hier spricht man von seiner Yang-Seite. Die Vorderseite des Rumpfes wird im Vergleich zur Rückseite dem Yin zugeordnet, die Innenseite der Arme und Beine ebenfalls. Gleichzeitig werden die Arme dem Yang zugeordnet im Vergleich mit den Beinen. So kann die Yin und Yang-Einteilung immer erst dann vorgenommen werden, wenn festgelegt wird, mit was man vergleichen will. Eine Tabelle der Polaritäten macht deutlich, daß Yang mit Sonne, mit Aktivität und mit Entzündung und auch mit Fieber verbunden wird. Es kann nie eine vollständige Tabelle geben, denn dann müßte man alle Dinge der Welt mit jeweils verschiedenen Gegensätzen vergleichen. Beispiele für diese Polaritäten sind in Abbildung 2 zu sehen. Im Körper sind die Organe innen dem Yin zugeordnet im Vergleich mit der Haut, die dem Yang zugeordnet wird. Innerhalb der Organe werden die parenchymatösen Organe als Yin-Organe bezeichnet, die Hohlorgane als Yang-Organe. Das Yang außen schützt immer das Yin. Selbst Yin-Erkrankungen erreichen meist zunächst die Yang-Meridiane. Allerdings können heftige Emotionen das Yin schädigen. Beachten Sie bitte bei der Aussprache, daß beim Yang ein verschlucktes „g" am Ende ist, es ähnelt dem Wort „Klang". Yin wird ohne dieses „g" geschrieben und es ähnelt dem Wort „Sinn".

Vorderseite	Rückseite
Innenseite	Außenseite
oben	unten
schneller Krankheitsverlauf	schleichender Krankheitsverlauf
akute Erkrankung	chronische Erkrankung
Entzündung	Degeneration
Füllezeichen	Schwächezeichen
Fieber	Untertemperatur
gerötete Haut	blasse Haut
laute Stimme	leise Stimme
Hypertonus	Hypotonus
wenig Harnausscheidung	viel Harnfluß
Verstopfung	Durchfall
heftige Emotionen, temperamentvoll	wenig Gefühle, Trägheit
warm	kalt
Unruhe, wenig Schlaf	Ruhe, viel Schlaf
innere Organe	Hautoberfläche
Hyperfunktion	Hypofunktion

Abbildung 2. **Die Polaritäten Yin und Yang**

2. Meridiane

Zuordnung der Meridiane

Auch die Meridiane werden dem Yin und Yang zugeordnet. Ich sehe den Menschen gern zwischen der „Mutter Erde" und dem „Vater Himmel" angeordnet.

Die Erde bringt den Yin-Aspekt mit den Begriffen von gebären, bewahren, erhalten und nähren, der Himmel bringt den Yang-Aspekt mit den Begriffen erzeugen, steuern und planen. Genau dazwischen stelle ich mir den Menschen vor, wie er sich mit erhobenen Händen zwischen Himmel und Erde ausrichtet.

Meridiane, die von unten nach oben verlaufen, enthalten somit die Yin-Energie aus der Erde. Das ist so beim jeweils 1. und 4. Meridian eines Umlaufs. Der 1. Meridian im Umlauf zieht vom Thorax zur Hand. Hier funktioniert die Zuordnung nur, wenn wir uns den Menschen mit erhobenen Armen vorstellen. Der 4. Meridian zieht vom Fuß zum Thorax. Hier ist die Verlaufssituation eindeutig von unten nach oben, also Yin. Die Yang-Meridiane verlaufen dagegen vom Himmel zur Erde, also von oben nach unten, Es ist die Nummer zwei und Nummer drei in jedem Umlauf, siehe Abb. 3.

Die drei Umläufe

Das Verständnis der Umläufe erleichtert für lange Zeit das Verständnis der Akupunkturlehre. Immer wieder sagen mir unsere Akupunkturschüler, daß erst mit dem Verständnis der Umläufe der Durchbruch zum Verständnis der Systematik der gesamten Akupunktur gekommen ist. Die 12 Meridiane verlaufen vom ersten bis zum zwölften mit energetischem Strom hintereinander weg wie in einem Kreislauf. Vom zwölften Meridian fließt die Energie dann wieder in den ersten Meridian hinein und das auf beiden Seiten des Körpers.

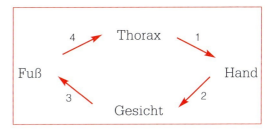

Abbildung 3. **Der Aufbau eines Meridianumlaufes**

Am besten lernt man einen Umlauf auswendig: vom Thorax zur Hand, von der Hand zum Gesicht, vom Gesicht zum Fuß, vom Fuß zum Thorax. Ein paar mal aufschreiben, am besten gleich drei mal für die drei Umläufe und schon hat man das Gerüst.

Nun müssen die zwölf Namen der Meridiane eingetragen werden. Dazu werden sie mit den ersten beiden Buchstaben des Namens abgekürzt.

Lu für den Lungenmeridian, Di für

den Dickdarmmeridian und so weiter. Als Eselsbrücke für den ersten Meridian eignet sich nun der Spruch „Ludi-Mami", meist braucht man keine Eselsbrücke dafür, denn die ersten vier Meridiane behält man sowieso leicht im Kopf. Hier hat man noch genug Enthusiasmus. Im zweiten Umlauf heißt der Spruch „He-Dü-Bla-Ni", oder der Satz, der mir inhaltlich nicht so gut gefällt: „Herrlich dünn bleibt niemand". Den dritten Umlauf lernt man nur sehr schwer. Denken Sie doch einfach mal an etwas ganz anderes. Lassen Sie Ihre Gedanken schweifen und stellen Sie sich vor, wie eine Tür geöffnet wird. Ein kleiner Junge betritt das Zimmer. Sie fragen ihn: „Na, wie heißt Du denn?" Er antwortet: „*Pe*terle". Aha. „Und mit wievielen E schreibt man Deinen Namen?", „Mit *3 E* natürlich", naja „Und wo kommst Du her?", „Aus *G*roß*b*ritannien!" Soso. „Und was wählt Dein Papa?", „Labor-Party!" (klingt natürlich wie *Le*ber-Party). Sie bemerken schon, ganz unauffällig haben Sie damit die Eselsbrücke für den dritten Umlauf.

Der Verlauf der Meridiane ist sogar auch aus der Liste der Umläufe ersichtlich, siehe Abb. 4.

Vergleichen Sie alle Meridiane auf der rechten Hälfte in jedem Umlauf (erster und zweiter Meridian) mit denen der linken Hälfte (dritter und vierter Meridian). Die rechts verlaufen am Arm, die linken am Bein. Alle in der Tabelle jeweils oben stehenden sind Yin-Meridiane (vierter und erster), sie verlaufen also auf der Innenseite der Extremitäten, die unteren sind Yang-Meridiane (zweiter und dritter), sie verlaufen auf der Außenseite der Extremitäten. Man nennt die beiden Yin-Meridiane eines Umlaufs *Yin-Achse*, die beiden Yang-Meridiane heißen *Yang-Achse*. Die genaue chinesische Bezeichnung entnehmen Sie der Tabelle in Abb. 4. Am Anfang brauchen Sie die Namen der Achsen nicht zu wissen, später ist es hilfreich, z.B. bei einer Fortbildung gleich zu wissen, daß etwa zur Yang-Ming-Achse die Meridiane Magen und Dickdarm gehören. Dann ist die Verständigung leichter. Achsen haben große Bedeutung bei der Feststellung von Fernpunkten. Sie werden bald lernen, daß man in der Akupunktur Nahpunkte im Bereich der Beschwerden setzt und dazu Fernpunkte wählt. Die Fernpunkte werden z.B. über den

		Tai-Yin-Achse		
	Mi	Thorax		Lu
Fuß	L3/4	1 Umlauf=ventral	C6	Hand
	Ma	Gesicht **Yang-Ming-Achse**		Di
	Ni	Shao-Yin-Achse Thorax		He
Fuß	S1	2 Umlauf=dorsal	C8	Hand
	Bl	Gesicht **Tai-Yang-Achse**		Dü
	Le	Jue-Yin-Achse Thorax		Pe
Fuß	L5	2 Umlauf=dorsal	C7	Hand
	Gb	Gesicht **Shao-Yang-Achse**		3E

Abbildung 4. **Die Umläufe der Hauptmeridiane**

Achsenpartner ausgewählt. Z.B. kann bei Schulterschmerzen genau der Schmerzbereich bei dem Akupunkturpunkt Dickdarm 15 als Nahpunkt liegen, der Fernpunkt wird dazu auf dem Magenmeridian gesucht. Vorläufig brauchen Sie noch nicht zu lernen, daß der Punkt Ma 38 der geeignetste für Schulterbeschwerden ist.

Vergleicht man den Verlauf der Meridiane des 1. Umlaufs mit denen des 2. und 3. Umlaufs, dann ziehen die Meridiane des 1. Umlaufs am weitesten **vorn** durch die Extremitäten. Am Arm heißt weiter vorn z.B. daumenwärts. Also, der Dickdarmmeridian (2. Meridian, 1. Umlauf) wird verglichen mit dem Dünndarmmeridian (2. Meridian, 2. Umlauf) und dem 3 Erwärmermeridian (2. Meridian, 3. Umlauf). Dabei läuft der Dickdarmmeridian am weitesten vorn, der Dünndarmmeridian am weitesten hinten und der 3Erwärmer genau in der Mitte. Und so ist es generell: alle Meridiane des zweiten Umlaufs verlaufen dorsal und die des dritten Umlaufs immer genau dazwischen.

Ganz grob kennen Sie also mit der Position eines jeden Meridians im System der Umläufe auch gleich seinen ungefähren Verlauf am Körper, Sie wissen, ob er am Arm liegt oder am Bein, an der Außen- oder der Innenseite und auch ob er weiter vorn oder weiter hinten verläuft. Diese Tabelle aus Abb. 4 mit den drei Umläufen wird Ihnen lange Zeit behilflich sein, wenn Sie einen Meridian erlernen wollen.

Für die Yang-Meridiane im unteren Teil der Tabelle kann man in etwa sogar das Dermatom festlegen, in welchem der Meridian verläuft. Das ist dann von entscheidender Bedeutung, wenn Sie Pseudoradikulärsyndrome mit Akupunktur behandeln. Am Arm verlaufen die Yang-Meridiane in etwa in den folgenden Dermatomen: Dickdarm bei C6, Dünndarm bei C8 und 3Erwärmer bei C7. Am Bein verlaufen die Yang-Meridiane in etwa in den folgenden Dermatomen: Magen bei L3/L4, Blase bei S1 und Gallenblase bei L5.

Die Meridiane, die übereinander stehen, bilden eine *Kopplung*. Gekoppelte Meridiane verlaufen an einer Extremität parallel. Gekoppelte Meridiane verbinden Yin und Yang und können gegenseitigen Energieausgleich ermöglichen.

Zwischen gekoppelten Meridianen verlaufen spezielle Energieausgleichswege, man nennt sie Luo-Verbindungen. Die entsprechenden Abzweigstellen in den Meridianen nennt man Luo-Punkt (oder *Lo-Punkt*, auf deutsch Durchgangspunkt) und *Yuan-Punkt* (auf deutsch Quell-Punkt). Der energetische Strom fließt nach Auffassung von Bischko vom Luo-Punkt des einen Meridians in den Yuan-Punkt des gekoppelten Meridians, nach Auffassung von Kitzinger vom Yuan-Punkt zum Luo-Punkt. Keiner konnte bisher mitschwimmen, wir können nur die Resultate beobachten, wenn wir die Luo-Verbindungen therapeutisch nutzen. Nach meiner Erfahrung sind beide Möglichkeiten erfolgreich. Im Bewegungsapparat bevorzuge ich es, den Luo-Punkt des Schwäche-Meridians zu stechen. Dieser wird dann mit dem Yuan-Punkt des gekoppelten Meridians kombiniert. Genaueres dazu finden Sie im Therapieteil des Buches.

Cun-Maß

Das Cun-Maß ist eine individuelle Maßeinheit, die es ermöglicht, patientenorientiert die persönlichen Akupunkturpunkte zu finden. Die Angaben der Punktlokalisationen z.B. in cm-Einheiten wären für die meisten Menschen zu ungenau. Daher richtet man sich nach einer persönlichen Maßeinheit, dem Cun.

Man unterscheidet den digitalen Cun und den proportionalen Cun. Der digitale Cun ist etwa soviel wie eine Daumenbreite des Betreffenden oder die Länge des Mittelfingermittelgliedes. Die digitale Cun-Einheit wird hauptsächlich an den Gliedmaßen benutzt.

Beim proportionalen Cun teilt man z.B. am Rumpf eine Region in die Gesamt-Cun-Maße auf. Jedes Cun ist dann ein Teil der Gesamtstrecke. An einem Beispiel wird das deutlicher: Der Unterbauch eines Menschen kann je nach Ernährungszustand mal dünn und auch mal dicker sein. Die Cun-Maße verändern sich aber nicht. Daher teilt man die Strecke zwischen dem Bauchnabel und der Symphysenoberkante in fünf Cun ein. Jedes Cun ist nun ein fünftel dieser Strecke, egal wie breit der Daumen des Menschen auch sein mag. Die einzelnen Cun-Maße sind in Abb. 5 dargestellt.

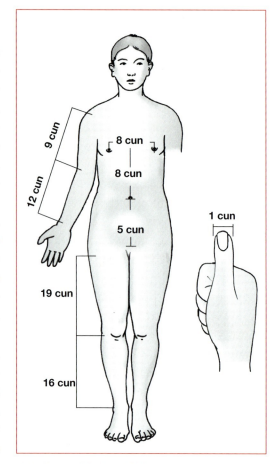

Abbildung 5. **Die Cun Maße**

Meridiane

Jeder Meridian beinhaltet zwischen 9 und 67 Punkten. Alle Punkte des gleichen Meridians haben Einfluß auf das Organsystem, deren Namen sie tragen. Darüberhinaus hat jeder Punkt lokale Wirkung in seiner Umgebung. Manche Punkte haben gute Fernwirkung auf andere Körperregionen und manche Punkte haben systemische Wirkungen. Die wichtigsten Punkte von jedem Meridian sind im folgenden kurz zusammengefaßt. Für weitere Informationen ist ein Standartlehrbuch unerläßlich. Die inneren Verläufe der Meridiane erklären die Wirkungen auf die Organe. Therapeutisch kann man nur die äußeren Punkte erreichen.

Stichtechnik

Die Stichtechnik der Punkte wird nur dann speziell erwähnt, wenn Besonderheiten vorliegen, ansonsten wird immer senkrecht zur Haut gestochen.

De Qui-Gefühl

Das De-Qui-Gefühl wird in den meisten Büchern als Grundvoraussetzung der Akupunkturwirkung erwähnt. Es ist ein spezielles Nadelgefühl, das der Patient an richtig gesetzten Akupunkturpunkten fühlen kann. Es ist nicht immer auslösbar. Es fühlt sich dumpf an, so als ob die Stelle kalt und schwer würde. Es ist kein spitzer Wundschmerz. Manchmal muß man nur ein wenig warten können, dann stellt sich dieses Gefühl von allein ein. Ich selbst bin ein Gegner davon, solange in einem Punkt mit einer Nadel zu stochern, bis der Patient sagt, er fühle nun dieses De-Qui, was auch immer das sein mag. Wir überfordern unsere Patienten damit einfach. Dennoch sollte man anstreben, vorsichtig und ohne Stochern diese dumpfe Nadelempfindung zu erreichen, anfänglich reicht es, wenn Sie hin und wieder erleben, was gemeint ist. Je genauer Ihre Akupunktur durchgeführt wird, desto schneller kommt das De-Qui-Gefühl auch bei sanfterer Technik. Die Erfolge geben uns recht. Sie werden zunehmend Akupunkturpunkte fühlen können. Zum Beispiel können Sie mit ihrer Fingerkuppe an Akupunkturpunkten leichte Dellen, Kuhlen oder auch kleine Verquellungszonen finden. Es ist nicht ausschlaggebend, wo der Punkt laut Lehrbuch sein müßte, sondern wo er sich beim Patienten tatsächlich befindet. Goethe sagte schon sinnbildlich: Wenn Du's nicht fühlst, so kannst Du's niemals begreifen.

Hauptmeridiane

Lungen-Meridian

Er ist ein Yin-Meridian, verläuft vom Thorax zur Hand und umfaßt 11 Punkte. Alle Lungenpunkte haben Einfluß auf die Atemwege. Als Yin-Meridian verläuft er auf der Innenseite des Armes, siehe Abb. 6.

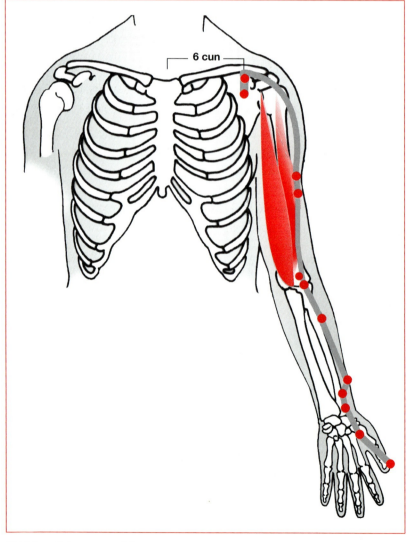

Abbildung 6. **Lungenmeridian**

Lu 1 — Alarmpunkt des Lungenmeridians

Lokalisation: 1 Cun unter dem lateralen Ende der Clavicula unter dem processus coracoideus, etwa 6 Cun lateral der Mittellinie
Indikation: bei allen Atemwegserkrankungen, bei Schulterproblemen
Stichtechnik: immer tangential, cave Pneumothorax, für Indikationen der Lunge von lateral nach medial, für Indikationen der Schulter von medial nach lateral

Lu 5 — Sedierungspunkt des Lungenmeridians

Lokalisation: in der Ellbeugenfalte radial der Bicepssehne
Indikation: bei Fülle-Erkrankungen der Atemwege, bei Ellbogenschmerzen

Lu 7 — Luo-Punkt des Lungenmeridians und Schlüsselpunkt für einen außerordentlichen Meridian Ren-Mei (Dienergefäß)

Lokalisation: auf der Radialiskante, etwa 1.5 Cun proximal der Handgelenksbeugefalte knapp proximal vom processus styloideus des radius.
Indikation: schließt den Ren-Mei auf und wirkt auf die Atemwege und das Handgelenk
Stichtechnik: tangential von distal nach proximal, cave hier verläuft der ramus superficialis des n. radialis

Lu 9 — Tonisierungspunkt des Lungenmeridians und Meisterpunkt der Blutgefäße

Lokalisation: am radialen Ende der Handbeugefalte an der radialen Seite der a.radialis
Indikation: bei Schwäche-Erkrankungen der Atemwege, z.B. beim Asthma im Intervall und bei funktionellen Gefäßerkrankungen

Lu 11 — Endpunkt des Lungenmeridians

Lokalisation: am radialen Nagelwinkel des Daumens, siehe Abb. 7
Indikation: bei Atemwegserkrankungen, die mit Halsschmerzen einhergehen, man nennt den Punkt auch Meisterpunkt des Halses

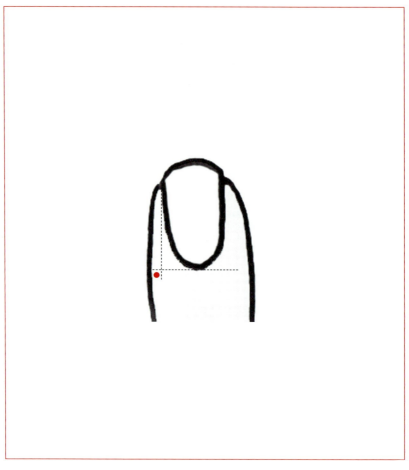

Abbildung 7. **Nagelwinkelpunkt**
Nagelwinkelpunkte liegen etwas in der Diagonalen proximal von der Schnittlinie der unteren und seitlichen Nagelbegrenzung.

Dickdarmmeridian

Er ist ein Yang-Meridian, der auf der Außenseite des Armes von der Hand bis zum Gesicht verläuft. Der Meridian beinhaltet 20 Punkte, er ist besonders für die Körperabwehr zuständig über seinen Einfluß auf die darmassoziierten Lymphknoten. Außerdem kann man Gelenkprobleme, die in der vom Dickdarmmeridian durchquerten Region auftreten, mit Punkten dieses Meridians behandeln.

Di 1

Lokalisation: am radialen Nagelwinkel des Zeigefingers
Indikation: Meisterpunkt für Zahnschmerzen, Rachenerkrankungen und -Fieber

AKUPUNKTUR IN DER PRAXIS
Hauptmeridiane

17

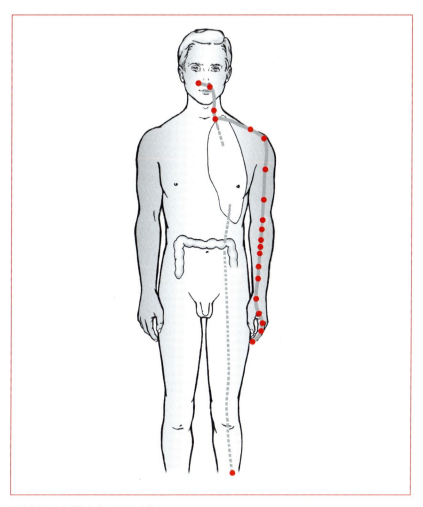

Abbildung 8. **Dickdarmmeridian**

Di 4	**Hauptschmerzpunkt des Körpers**
Lokalisation:	In der Schwimmhaut auf der Winkelhalbierenden zwischen erstem und zweitem os metacarpale ein Drittel von proximal und zwei Drittel von distal, siehe Abb. 9
Indikation:	bei allen Schmerzen, führt zu Endorphinausschüttung, senkt somit etwas den Blutdruck, cave. Leitet die Akupunkturwirkung zum Kopf
Stichtechnik:	leicht schräg auf DII zu (2. Metacarpalknochen)

Di 11	**Tonisierungspunkt des Dickdarmmeridians**
Lokalisation:	am radialen Ende der Ellbeugefalte
Indikation:	wirkt immunstimulierend und lokal auf das Ellbogengelenk

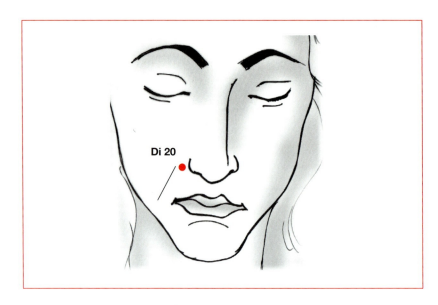

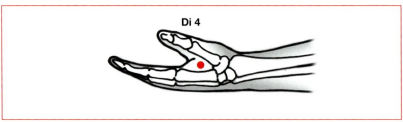

Abbildung 9. **Di 4, Di 20**

Di 15

Lokalisation:	bei abduziertem Arm auf der Schulterhöhe im vorderen der beiden Grübchen senkrecht von oben zu stechen,
Lokalisation nach Breuer:	noch weiter ventral in der gleichen sagittalen Ebene wie vorher, unterhalb des pars superior des m.deltoideus und oberhalb des pars ventralis von diesem Muskel, waagerecht zu stechen
Indikation:	Lokalwirkung auf Schulterprobleme, man nennt ihn auch den lokalen Meisterpunkt der Schulter

Di 20   Endpunkt des Dickdarmmeridians

Lokalisation:	auf der Gegenseite, denn der Meridian kreuzt als einziger die Mittellinie, zwischen der Hälfte der Rundung des Nasenflügels und der Nasolabialfalte auf der Gesichtshaut, siehe Abb. 9
Indikation:	lokoregionale Wirkung auf die Nase, die Nasennebenhöhlen, die Zähne und das Gesicht

Magenmeridian:

Er ist ein Yangmeridian, der vom Gesicht zum Fuß verläuft, er beinhaltet 45 Punkte, am Bein verläuft er an der Außenseite vorn. Er behandelt vorwiegend Verdauungsbeschwerden und Schmerzen im Ausbreitungsgebiet des Meridians.

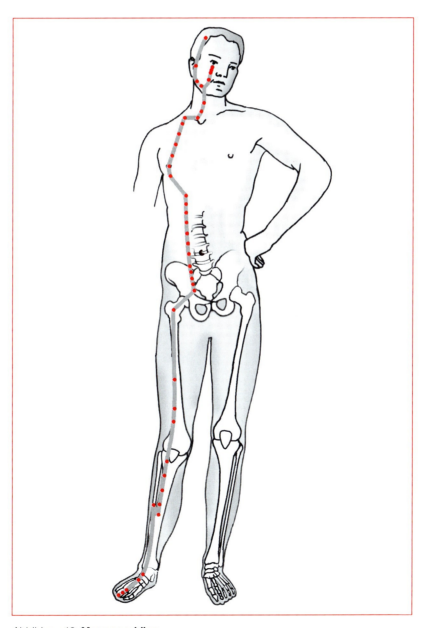

Abbildung 10. **Magenmeridian.**

Ma 1

Lokalisation: in der senkrechten Linie durch die Pupille beim Blick geradeaus am oberen Rand der unteren Orbitabegrenzung
Indikation: Augenerkrankungen
Stichtechnik: zwischen Bulbus und Orbita die Nadel vorsichtig einführen, den Bulbus dabei mit der anderen Hand fixieren. Cave! Meist reicht es für die gleichen Indikationen aus, auf Ma 2 auszuweichen

Ma 2

Lokalisation: in der senkrechten Linie unter der Pupille beim Blick geradeaus auf dem foramen infraorbitale etwas unter Ma 1
Indikation: Augenerkrankungen und lokoregionale Erkrankungen in der Gesichtsregion

Ma 4

Lokalisation: 0.5 Cun lateral des Mundwinkels
Indikation: Zahnschmerzen, Speichelfluß, regionale Schmerzen

Ma 8

Lokalisation: 3 Cun oberhalb der Augenbrauenmitte und etwa 4 bis 4.5 Cun lateral der Mittellinie schon 0.5 Cun innerhalb der natürlichen Haargrenze, die nicht unbedingt der momentanen Haargrenze entsprechen muß
Indikation: Kopfschmerzen vorn und seitlich sowie Augenerkrankungen

Ma 9

Lokalisation: in Höhe des Adamsapfels am Vorderrand des m.sternocleidomastoideus
Indikation: Schildrüsenfunktionsstörungen, Schluckbeschwerden, Globusgefühl

Ma 11

Lokalisation: 2 Cun lateral der Mittellinie an der Oberkante des medialen Clavicularandes
Indikation: mit Ni 27 bei Blockaden der ersten Rippe und lokalen Beschwerden

Ma 17

Er ist ein verbotener Punkt, liegt genau auf der Brustwarze und dient nur der Orientierung. Er befindet sich in Höhe des vierten Intercostalraumes in der Medioclavicularlinie. Für die Indikation der Brustspannung beim prämenstruellen Syndrom umsteche ich die Brustwarze von außerhalb des Brustwarzenhofes mit vier bis acht Nadeln, die alle in Richtung auf ein gedachtes Zentrum unter der Mamille zeigen, aber natürlich nicht ganz bis dort hinragen. Es reichen oft wenige Behandlungen, um die Beschwerden zu beseitigen.

Ma 21

Lokalisation:	2 Cun lateral der Mittellinie und vier Cun oberhalb der Bauchnabellinie
Indikation:	Baucherkrankungen

Ma 25 **Alarmpunkt des Dickdarms**

Lokalisation:	2 Cun lateral der Mittellinie in Höhe des Bauchnabels
Indikation:	alle Baucherkrankungen funktioneller Natur

Ma 29

Lokalisation:	2 Cun lateral der Mittellinie und vier Cun unterhalb der Bauchnabellinie
Indikation:	Bauchschmerzen und männliche Impotenz, besonders Ejakulationsstörungen

Ma 30

Lokalisation:	2 Cun lateral der Mittellinie an der Oberkante der Schambeinknochen
Indikation:	Unterleibserkrankungen, auch Störfelder im gynäkologischen Raum

Ma 36

Einer der wichtigsten energieanregenden Punkte. Er beruhigt den unruhigen Geist, daher nennt man ihn den Punkt der „göttlichen Gleichmut", und er kräftig den geschwächten Körper, so daß man nachher noch drei Meilen mehr laufen kann, daher trägt er auch den Beinamen „Punkt der drei Meilen" oder „Drei-Dörfer-Punkt".

Lokalisation:	1 Cun lateral der tuberositas tibiae in Höhe ihrer unteren Begrenzung
Indikation:	Bauchschmerzen, Durchfall, Verstopfung, Müdigkeit, zu viel Magensäure

Ma 38

Lokalisation:	auf halber Höhe des Unterschenkels zwischen dem Kniegelenksspalt und dem oberen Sprunggelenksspalt etwa 1 Cun lateral der Tibiavorderkante. Nach einigem vorsichtigen und sanften Tasten kann man unter der Haut die kleine Lücke einer Perforansstelle fühlen, erst dann ist man genau auf dem Punkt
Indikation:	Meisterpunkt der Schulter

Ma 40   Luo-Punkt des Magenmeridians

Lokalisation: 1 Cun lateral von Ma 38
Indikation: vertreibt Schleimansammlung in den Atemwegen

Ma 41   Tonisierungspunkt des Magenmeridians

Lokalisation: mitten über dem oberen Sprunggelenk zwischen den Sehnen der mm. extensor hallucis longus und extensor digitorum longus
Indikation: Lokalwirkung auf das Sprunggelenk und Fernwirkung auf den Kopf
Stichtechnik: nicht zu tief senkrecht zur Haut, Gelenkeröffnung unbedingt vermeiden

Ma 44

Lokalisation: 0.5 Cun innerhalb der Schwimmhaut zwischen zweitem und drittem Zeh
Indikation: Krämpfe im Bauchraum und Kopfschmerzen vorn

Ma 45   Endpunkt des Magenmeridians

Lokalisation: am lateralen Nagelwinkel der zweiten Zehe
Indikation: Bauchschmerzen, Kopfschmerzen, Zahnschmerzen

Milzmeridian

Der Milzmeridian ist ein Yin-Meridian, der vom Fuß bis zum Thorax verläuft. Er läuft am Bein vorn auf der Innenseite. Die Milz hält das Blut in den Gefäßen, daher sind Milzpunkte bei Ödemen geeignet. Die Milz regiert den gynäkologischen Raum, daher stehen für einige Frauenleiden Milzpunkte zur Verfügung, siehe Abb. 11.

Mi 1

Lokalisation: am medialen Nagelwinkel der ersten Zehe
Indikation: Verdauungsbeschwerden, Blähungen

Mi 2

Lokalisation: etwas distal vom Großzehengrundgelenk am Übergang vom roten zum weißen Fleisch
Indikation: HWS-Beschwerden und Baucherkrankungen

AKUPUNKTUR IN DER PRAXIS
Hauptmeridiane

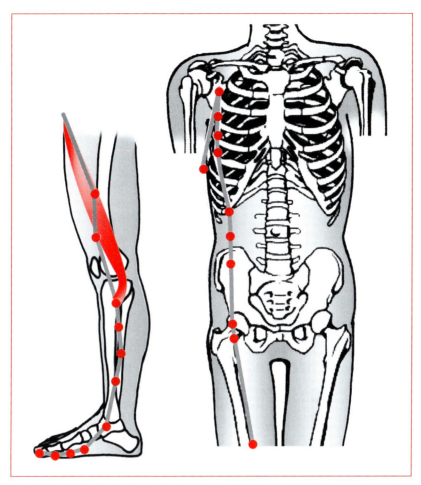

Abbildung 11. **Milzmeridian**

Mi 6

Er ist der Kreuzungspunkt der drei Yin-Meridiane des Beines: Milz, Leber und Niere. Daher ist dieser Punkt wirksam, um die Yin-Energie zu verbessern. Er tonisiert zusammen mit Ma 36.

Lokalisation: 3 Cun oberhalb vom malleolus internus an der Hinterkante der tibia

Indikation: bei Baucherkrankungen, zur Geburtserleichterung, bei Menstruationsbeschwerden und bei Harnentleerungsstörungen

Mi 9   Meisterpunkt der Wasseransammlungen

Lokalisation: unter dem medialen Tibiacondylus in einer kleinen Vertiefung am pes anserinus

Indikation: entspannt die Muskeln des pes anserinus: mm gracilis, semitendinosus und sartorius, wirkt auch ausschwemmend bei Ödemen, Wirkung bei Kniegelenksstörungen

Mi 10

Lokalisation: 2 Cun oberhalb des medialen Oberrandes der Kniescheibe
Indikation: Menstruationsstörungen, Juckreiz, Kniebeschwerden

Mi 15

Lokalisation: 4 Cun lateral des Bauchnabels
Indikation: Bauchbeschwerden, besonders Verdauungsbeschwerden

Mi 21 **Endpunkt des Milzmeridians, großer Luo-Punkt des Körpers**

Lokalisation: im sechsten Intercostalraum in der Medioclavicularlinie
Indikation: verbessert die verfügbare Energie des Körpers, stärkt die Mitte, bei regionalen Schmerzen

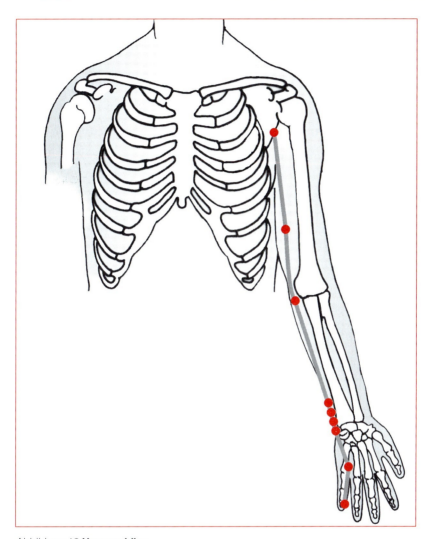

Abbildung 12. **Herzmeridian**

Herzmeridian

Er ist ein Yin-Meridian und verläuft vom Thorax zur Hand. Am Arm verläuft er auf der Innenseite dorsal bis zum kleinen Finger. Der Herzmeridian hat großen Einfluß auf die Psyche und ist mit dem Pericard-Meridian der kürzeste Meridian. Er umfaßt nur 9 Punkte, siehe Abb. 12.

He 1

Lokalisation: Mitten in der Achselhöhle
Indikation: Herzschmerzen und regionale Schmerzen

He 3 Punkt der Lebensfreude

Lokalisation: am medialen Ende der Ellbeugefalte
Indikation: Herzbeschwerden, Schmerzen der Region, psychische Mißstimmungen

He 7 Sedierungspunkt des Meridians, „Tor der Götter"

Lokalisation: am ulnaren Ende der Handgelenksbeugefalte
Indikation: wichtigster Sedierungspunkt der Psyche, bei allen Unruhezuständen, bei Schlafstörungen

He 9 Tonisierungspunkt des Herzmeridians, Endpunkt des Meridians

Lokalisation: am radialen Nagelwinkel des fünften Fingers
Indikation: Notfallpunkt, adjuvant bei cardio-respiratorischen Notfällen

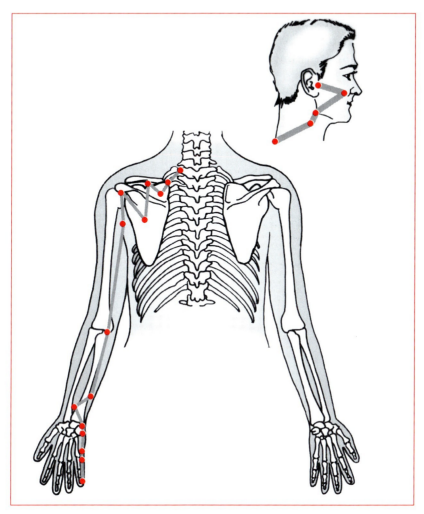

Abbildung 13. **Dünndarmmeridian**

Dünndarmmeridian

Er ist ein Yang-Meridian, der an der Hand beginnt und bis zum Gesicht läuft. Am Arm verläuft er auf der Außenseite dorsal. Er beinhaltet 19 Punkte, siehe Abb. 13.

Dü 1

Lokalisation: am ulnaren Nagelwinkel des kleinen Fingers
Indikation: bei occipitalen Kopfschmerzen, zur Anregung des Milchflusses der stillenden Mutter, bei entzündlichen Erkrankungen der Augen oder Bindehäute

Dü 3 Tonisierungspunkt des Dünndarmmeridians, Schlüsselpunkt für den Du-Mei (Lenker-Gefäß) Spasmolysepunkt

Lokalisation: an der ulnaren Handkante, auf der Spitze der proximalen Tüte, die beim Faustschluß entsteht
Indikation: bei allen Rücken-, Schulter- und Nackenbeschwerden, löst Krämpfe

Dü 8 Sedierungspunkt des Dünndarmmeridians

Lokalisation: an der Dorsalseite des Ellbogens, zwischen Epicondylus humeri-ulnaris und dem Olecranon der Ulna im sulcus ulnaris
Indikation: lokoregionale Beschwerden und intestinale Erkrankungen

Dü 9

Lokalisation: auf dem Rücken ein Cun oberhalb des oberen Endes der hinteren Achselfalte
Indikation: Nahpunkt für Schulter und Nacken, Fernpunkt für Hüftgelenksbeschwerden

Dü 10

Lokalisation: in der senkrechten Verlängerung der hinteren Achselfalte unter der spina scapulae
Indikation: als Nahpunkt für Schultergelenksbeschwerden, als Fernpunkt für Hüftgelenksbeschwerden

Dü 11

Lokalisation: der Punkt bildet ein gleichseitiges Dreieck mit Dü 9 und Dü 10, er liegt in derMitte der fossa infraspinata
Indikation: als Nahpunkt für Schultergelenksbeschwerden, als Fernpunkt für Hüftgelenksbeschwerden

Dü 17

Lokalisation: auf dem äußeren Mundbodenbereich im Kiefergelenkswinkel am vorderen Rand des m. sternocleidomastoideus
Indikation: Mund- und Rachenerkrankungen, Sprachstörungen

Dü 19 — Endpunkt des Dünndarmmeridians

Lokalisation: vor dem dreieckigen Knorpelwulst des Ohres (Tragus) in einer kleinen Mulde, bei geöffnetem Mund zu stechen
Indikation: Ohrenerkrankungen und lokale Beschwerden

Blasenmeridian

Der Blasenmeridian ist ein Yang-Meridian, er verläuft vom Kopf über den Rücken zum Fuß. Am Bein verläuft er dorsal an der Außenseite durch die Kniekehle bis zur Fußaußenseite. Er teilt sich am Rücken in zwei Äste. Auf dem inneren Ast des Blasenmeridians befinden sich segmental geordnet alle Zustimmungspunkte der 12 Hauptmeridiane sowie die des Zwerchfells. Der äußere Ast des Meridians beinhaltet segmental wirksame Punkte, die besonders bei dem Zusammenspiel einer Erkrankung mit psychosomatischen Komponenten einzusetzen sind. Der Zustimmungspunkt eines Meridians wirkt segmental auf die Region, wird benutzt bei lokalen Muskelverspannungen und er wirkt auf den dazugehörigen Funktionskreis ein. Es werden funktionelle Organerkrankungen damit behandelt. Der Blasenmeridian beinhaltet 67 Punkte und ist somit der längste Meridian im Körper, siehe Abb. 14.

Bl 1

Lokalisation: neben dem medialen Augenwinkel auf das Nasenbein zu gestochen
Indikation: lokale Augenerkrankungen, Kopfschmerzen

Bl 2

Lokalisation: am medialen Augenbrauenrand
Indikation: lokale Augenerkrankungen, Kopfschmerzen

Bl 10 — Vaguspunkt

Lokalisation: in Höhe von C2 etwa 1.3 Cun lateral der Mittellinie und etwa 1 Cun in medio-caudaler Richtung im 45° Winkel von Gb 20 entfernt, dieser liegt an der Unterkante der Occipitalschuppe zwischen den mm. sternocleidomastoideus und trapezius in der Höhe von C1
Indikation: bei Kopfschmerzen, bei psychischer Dysbalance

Zwischen Bl 10 und Bl 11 beginnt der mediale Ast des Blasenmeridians. Alle Punkte bis Bl 30 liegen jetzt 1.5 Cun paramedian segmental neben den Dornfortsätzen. Viele Punkte des medialen Astes des Blasenmeridians sind Zustimmungspunkte und haben besonderen Einfluß auf die Organsysteme.

Bl 11   Meisterpunkt der Knochen und Körperhartsubstanzen, also auch der Zähne

Lokalisation: 1.5 Cun neben dem Dornfortsatz von BWK 1
Indikation: HWS-Syndrom, Kopfschmerzen, adjuvant bei degenerativen Knochenerkrankungen

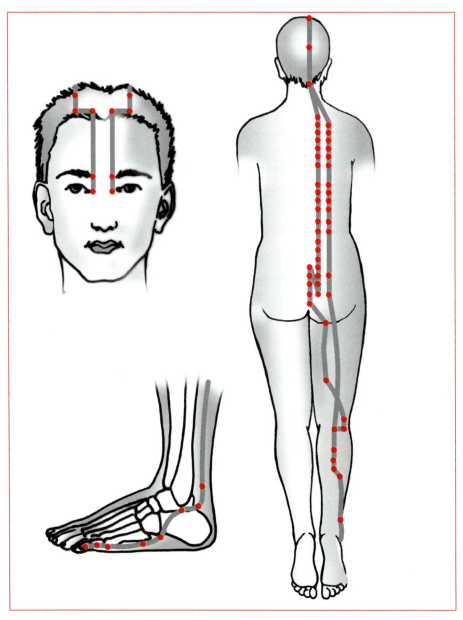

Abbildung 14. **Blasenmeridian**

Bl 13 — Zustimmungspunkt der Lunge

Lokalisation: 1.5 Cun lateral des Dornfortsatzes von BWK 3 in Höhe der Verlängerung der spina scapulae

Indikation: Atemwegserkrankungen und Schmerzen in der Region, z.B. Intercostalneuralgie

Bl 14 — Zustimmungspunkt des Pericards (Kreislauf-Sexualitätsmeridian)

Lokalisation: 1.5 Cun lateral des Dornfortsatzes von BWK 4

Indikation: Durchblutungsstörungen und Beschwerden regional

Bl 15 — Zustimmungspunkt des Herzens

Lokalisation: 1.5 Cun lateral des Dornfortsatzes von BWK 5

Indikation: funktionelle Herzbeschwerden und Beschwerden regional

Bl 17 — Zustimmungspunkt des Zwerchfells

Lokalisation: 1.5 Cun lateral des Dornfortsatzes von BWK 7 in Höhe der Unterkante der Scapula

Indikation: Erkrankungen mit mangelnder Atemwegsexkursion, z.B. Asthma und regionale Beschwerden

Bl 18 — Zustimmungspunkt der Leber

Lokalisation: 1.5 Cun lateral des Dornfortsatzes von BWK 9

Indikation: funktionelle Leber- und Gallenblasenerkrankungen und regionale Beschwerden

Bl 19 — Zustimmungspunkt der Gallenblase

Lokalisation: 1.5 Cun lateral des Dornfortsatzes von BWK 10

Indikation: funktionelle Leber- und Gallenblasenerkrankungen und regionale Beschwerden

Bl 20 — Zustimmungspunkt der Milz

Lokalisation: 1.5 Cun lateral des Dornfortsatzes von BWK 11

Indikation: bei Nahrungsverwertungsstörungen, bei Bauchschmerzen und Blähungen und bei Beschwerden lokoregional

Bl 21 — Zustimmungspunkt des Magens

Lokalisation: 1.5 Cun lateral des Dornfortsatzes von BWK 12

Indikation: funktionelle unspezifische Baucherkrankungen und lokoregionale Beschwerden

Bl 22 — Zustimmungspunkt des 3Erwärmers

Lokalisation: 1.5 Cun lateral des Dornfortsatzes von LWK1
Indikation: Bauchbeschwerden und lokoregionale Beschwerden

Bl 23 — Zustimmungspunkt der Niere

Lokalisation: 1.5 Cun lateral des Dornfortsatzes von LWK 2
Indikation: urogenitale Erkrankungen, allgemeine Schwäche und lokoregionale Beschwerden

Bl 25 — Zustimmungspunkt des Dickdarms

Lokalisation: 1.5 Cun lateral des Dornfortsatzes von LWK 4 in Höhe der Oberkante der crista iliaca
Indikation: Verdauungsbeschwerden und regionale Beschwerden

Bl 27 — Zustimmungspunkt des Dünndarms

Lokalisation: 1.5 Cun lateral des Dornfortsatzes von S1 auf der Höhe des ersten foramen sacrale
Indikation: Verdauungsbeschwerden und regionale Beschwerden

Bl 28 — Zustimmungspunkt der Blase

Lokalisation: 1.5 Cun lateral des Dornfortsatzes von S2 auf der Höhe des zweiten foramen sacrale
Indikation: urogenitale Erkrankungen und regionale Beschwerden

Bl 40

Lokalisation: in der Mitte der Kniekehle
Indikation: Meisterpunkt der Haut, Lokalpunkt für Gonalgien

Die Punkte des Blasenmeridians von Bl 41 bis Bl 54 gehören zum lateralen Ast des Blasenmeridians. Sie liegen allesamt etwa 3 Cun lateral der Mittellinie. Die drei Cun definieren sich in der senkrechten Linie des medialen Scapularandes. Alle Punkte des lateralen Astes des Blasenmeridians haben gute Wirkung bei psychosomatischen Beschwerden. Es werden nun nur die zwei häufigsten kurz beschrieben: Bl 43 und Bl 54.

Bl 43 — Gao-Huang

Lokalisation: 3 Cun lateral des Dornfortsatzes von Th 4 an der margo medialis der scapula
Indikation: bei Engesyndrom der regionalen Spinalnerven, bei Wirbelblockaden der Region und nach manueller Therapie im Bereich der BWS

Bl 54

Lokalisation: 3 Cun lateral der Mittellinie auf der Höhe des vierten foramen sacrale
Indikation: bei SIG-Blockaden und bei Muskelhypertonus des m.piriformis

Bl 57 — Kulipunkt der Chinesen

Lokalisation: hinten in der Mitte des Unterschenkels zwischen den beiden Bäuchen des m.gastrocnemius
Indikation: bei Muskelkater durch zu viel Laufen, bei ausstrahlenden Schmerzen nach hinten ins Bein

Bl 58 — Luo-Punkt des Blasenmeridians

Lokalisation: 1 Cun laterocaudal von Bl 57 am inneren Rand des äußeren Bauches vom m.gastrocnemius
Indikation: bei Harnwegserkrankungen evtl. zusammen mit Ni 3 zu stechen, bei ausstrahlenden Schmerzen im Bein hinten auf der Gegenseite zu stechen beim Pseudoradikulärsyndrom von S1

Bl 60

Lokalisation: zwischen malleolus externus und der Achillessehne
Indikation: regionale Schmerzen am Fuß und Fernpunkt für Kopfschmerzen

Bl 62 — Schlüsselpunkt für einen außerordentlichen Meridian: Yang-Wei Mei

Lokalisation: in einer kleinen Vertiefung unterhalb des malleolus externus
Indikatio: Schlafstörungen, Nahpunkt für Fußschmerzen und Fernpunkt für die LWS und Kopfschmerzen

Bl 67 — Endpunkt des Meridians

Lokalisation: am lateralen Nagelwinkel der kleinen Zehe
Indikation: Harnwegserkrankungen und bei falscher Kindslage vor dem Geburtstermin ist etwa zu 50 % wirksam zur Kindsdrehung

Nierenmeridian

Der Nierenmeridian ist ein Yin-Meridian. Er verläuft von unter der Fußsohle bis zum Thorax. Am Bein verläuft er auf der Innenseite hinten. Er beinhaltet 27 Punkte, siehe Abb. 15.

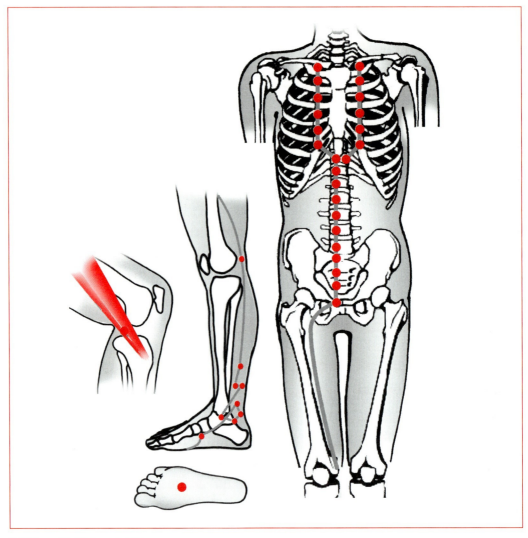

Abbildung 15. **Nierenmeridian**

Ni 1

Sedierungspunkt der Niere nach den Wandlungsphasen, ist allerdings der Tonisierung mit Moxa zugänglich. Wegen der schlechten Desinfektionsmöglichkeit unter dem Fuß wird der Punkt nach Möglichkeit nicht oder von oben gestochen neben Le 3. Die einzige Indikation zur Sedierung der Nierenenergie ist die Nierenkolik! Ansonsten immer nur die Nierenenergie schützen und erhalten durch Moxibustion.

Lokalisation: unter dem Fuß gelegen, auf der Mittellinie, vom Vorderrand ohne Zehen ein Drittel und vom hinteren Fersenrand zwei Drittel entfernt
Indikation: bei Harnverhalten, zur allgemeinen Kräftigung

Ni 3

Yuan-Punkt, er verstärkt die Wirkung des Tonisierungspunktes oder die des Sedierungspunktes.

Lokalisation: zwischen malleolus internus und der Achillessehne
Indikation: urogenitale Beschwerden und Fußgelenksbeschwerden

Ni 6 — Mo-Punkt = Schlüsselpunkt für den außerordentlichen Meridian Yin-Qiao-Mei

Lokalisation: in einer kleinen Vertiefung unterhalb des malleolus internus
Indikation: Schlafstörungen und regionale Beschwerden

Ni 7 — Tonisierungspunkt des Nierenmeridians

Lokalisation: 2 Cun oberhalb von Ni 3 am Vorderrand der Achillessehne
Indikation: urogenitale Beschwerden und regionale Schmerzen

Ni 10

Lokalisation: am inneren Rand der Kniebeugefalte zwischen den Sehnen der mm.semitendinosus und semimembranosus dorsal von Le 8
Indikation: Gonalgien

Ni 11

Lokalisation: 0.5 Cun lateral der Mittellinie an der Symphysenoberkante
Indikation: urogenitale Erkrankungen und Störfelder im gynäkologischen Raum

Ni27 — Endpunkt des Nierenmeridians

Lokalisation: 2 Cun lateral der Mittellinie unter dem Winkel des Sternoclaviculargelenkes
Indikation: Atemwegserkrankungen, Allergien und Blockaden der ersten Rippen

Pericardmeridian

Er ist ein Yin-Meridian und gehört schon zum dritten Umlauf. Er verläuft vom Thorax zur Hand auf der Innenseite des Armes in der Mitte zwischen den Meridianen von Lunge und Herz. Er beinhaltet nur 9 Punkte und ist somit zusammen mit dem Herzmeridian der kürzeste Meridian, siehe Abb. 16.

Pe 1

Lokalisation: 1 Cun lateral der Mamille
Indikation: regionale Beschwerden

Pe 3

Lokalisation: in der Ellbeugenfalte ulnar der Bicepssehne
Indikation: regionale Beschwerden und Herzengesymptomatik

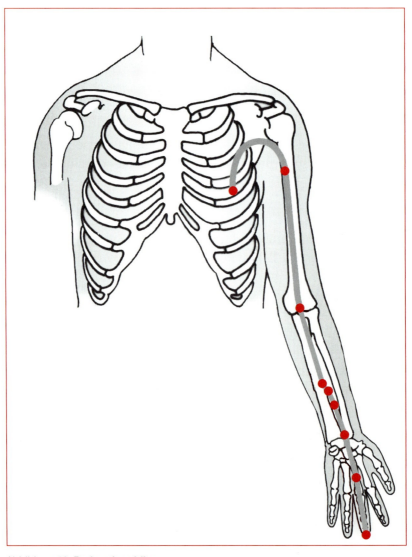

Abbildung 16. **Pericardmeridian**

Pe 6	**Lo-Punkt des Pericardmeridians und Mo-Punkt = Schlüsselpunkt für den außerordentlichen Meridian Yin-Wei-Mei**

Lokalisation: 2 Cun proximal der volaren Handgelenksbeugefalte zwischen den Sehnen der mm palmaris longus und flexor carpi radialis
Indikation: über den Yin-Wei-Mei Einfluß auf den gesamten Atem- und Verdauungstrakt, bei Übelkeit, bei Unruhe

Pe 7

Lokalisation: in der Mitte der volaren Handgelenksbeugefalte zwischen den Sehnen der mm palmaris longus und flexor carpi radialis
Indikation: Handgelenksbeschwerden, Schlafstörungen

Pe 9   **Endpunkt des Pericardmeridians**

Lokalisation: auf der Mitte der Fingerkuppe des dritten Fingers
Indikation: Notfallpunkt, adjuvant für cardiovasculäre Notfälle

3Erwärmermeridian

Er ist ein Yangmeridian und verläuft von der Hand bis zum Gesicht. Am Arm liegen die Punkte auf der Außenseite zwischen denen vom Dickdarm- und Dünndarmmeridian. Er beinhaltet 23 Punkte, siehe Abb. 17.

3E 1

Lokalisation: ulnarer Nagelwinkel des Ringfingers
Indikation: Rachenbeschwerden, Kopfschmerzen

3E 3

Lokalisation: zwischen viertem und fünften Metacarpalknochen, etwas proximal vom meta-carpo-phalangealen Übergang
Indikation: regionale Beschwerden, Kopfschmerzen, Schulter-Arm-Syndrom

3E 5	**Luo-Punkt des 3Erwärmermeridians und Mo-Punkt = Schlüsselpunkt des außerordentlichen Meridians Yang-Wei-Mei**

Lokalisation: 2 Cun proximal der dorsalen Handgelenksfalte zwischen den beiden Unterarmknochen
Indikation: bei HWS-Beschwerden und bei Ohrenerkrankungen

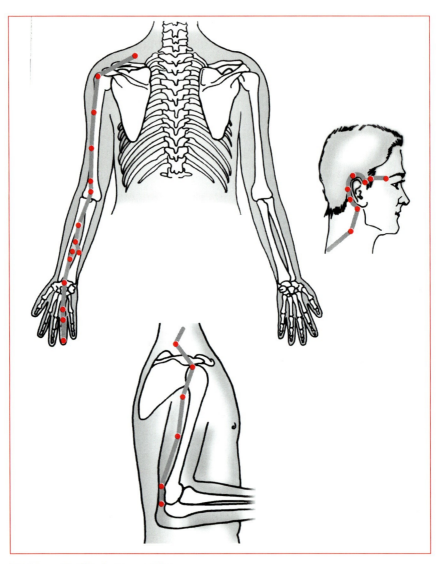

Abbildung 17. **3Erwärmermeridian**

3E 8	**Gruppen-Luo-Punkt der drei oberen Yang-Meridiane**
Lokalisation:	4 Cun proximal der dorsalen Handgelenksfalte zwischen den beiden Unterarmknochen
Indikation:	bei regionalen Beschwerden, beim HWS-Syndrom und bei Ohrenerkrankungen

3E 10	
Lokalisation:	in der fossa olecrani des Oberarmknochens etwa 1 Cun proximal des Olecranons bei gebeugtem Arm
Indikation:	Ellbogenschmerzen, Schulter-Arm-Syndrom, Kopfschmerzen

3E 14

Lokalisation:	bei abduziertem Arm in dem hinteren Grübchen auf der Schulterhöhe in der Linie der hinteren Achselfalte
Indikation:	regionale Beschwerden an Schulter und Arm

3E 15

Lokalisation:	1 Cun dorsocaudal der höchsten Stelle der Schulter (=Gb 21) genau zwischen dem Dorfortsatz des 7.Halswirbels und dem Ende des Acromions
Indikation:	lokoregionale Beschwerden der Schultermuskulatur

3E 17

Lokalisation:	hinter dem Ohrläppchen vor dem processus mastoideus
Indikation:	Ohrenerkrankungen, auch Mittelohrbeschwerden

3E 21

Lokalisation:	0.5 Cun oberhalb von Dü 19, bei geöffnetem Mund auf der Höhe vom Tragus-oberrand
Indikation:	Ohrenerkrankungen und Beschwerden am Kiefergelenk

3E 23 — **Endpunkt des 3Erwärmermeridians**

Lokalisation:	am lateralen Ende der Augenbraue
Indikation:	regionale Beschwerden

Gallenblasenmeridian

Er ist ein Yangmeridian und verläuft vom Kopf bis zum Fuß. Am Bein liegen seine Punkte auf der Außenseite zwischen den Punkten der Meridiane vom Magen und der Blase. Er beinhaltet 44 Punkte, siehe Abb. 18.

Gb 1

Lokalisation:	am lateralen Rand der Lidspalte, auf der seitlichen Orbitakante
Indikation:	Augenerkrankungen

Gb 2

Lokalisation:	0.5 Cun unter Dü 19, bei geöffnetem Mund auf der Höhe vom Tragusunterrand
Indikation:	Ohrenerkrankungen, Kopfschmerzen

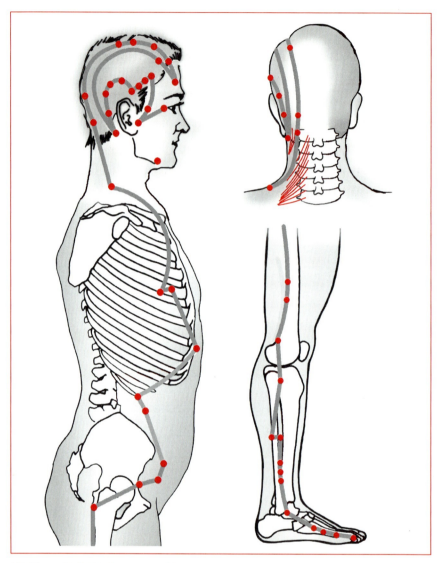

Abbildung 18. **Gallenblasenmeridian**

Gb 8

Lokalisation: 1.5 cun oberhalb der höchsten Stelle des Ohres, am oberen Rand des beim Kauen spürbaren m.temporalis
Indikation: Kopfschmerzen

Gb 12

Lokalisation: etwas dorsocaudal vom processus mastoideus
Indikation: Kopfschmerzen, Zahnschmerzen

Gb 14

Lokalisation: auf der Stirn etwa 1 Cun oberhalb der Augenbraue in der senkrechten Linie durch die Pupille beim Blick geradeaus
Indikation: Kopfschmerzen, Augenerkrankungen

Gb 20 **Tor des Windes**

Lokalisation: in einer fingerbeerendicken Lücke zwischen den mm sternocleidomastoideus und trapezius an der Unterkante der Occipitalschuppe
Indikation: Sehstörungen, Kopfschmerzen, Winderkrankungen, wie z.B. Erkältungen nach Zugluft

Gb 21

Lokalisation: auf der höchsten Stelle der Schulter in der Mitte zwischen Lg 14 und Acromion
Indikation: HWS-Syndrom, Schulter-Arm-Beschwerden

Gb 24 **Alarmpunkt der Gallenblase**

Lokalisation: im siebten Intercostalraum in der Medioclavicularlinie
Indikation: adjuvant bei intestinalen Beschwerden, Blähungen und Übelkeit

Gb 25 **Alarmpunkt der Niere**

Lokalisation: am freien Ende der 12.Rippe
Indikation: bei funktionellen Nierenerkrankungen und bei lokoregionalen Beschwerden

Gb 30

Lokalisation: dorsal vom trochanter major in einer Mulde, die beim Patienten in Bauchlage mit angespannter Glutäalmuskulatur besonders sichtbar wird
Indikation: Hüftgelenksprobleme

Gb 31

Lokalisation: lateral am Oberschenkel, sieben Cun oberhalb der Kniegelenksbeugefalte etwa unter der Spitze des Mittelfingers, wenn der Patient steht und die Hände an die Hosennaht anlegt
Indikation: Juckreiz, Urticaria und seitlich ausstrahlende Schmerzen ins Bein

| Gb 34 | **Meisterpunkt der Sehnen, Bänder und Muskeln, oft auch Meisterpunkt der Gelenke genannt** |

Lokalisation: etwas vor und unterhalb des Fibulaköpfchens
Indikation: Gelenkprobleme, Myalgien

| Gb 37 | **Luo-Punkt des Gallenblasenmeridians** |

Lokalisation: 5 Cun oberhalb des malleolus externus an der Vorderkante der Fibula
Indikation: Fernpunkt bei Kopfschmerzen und bei seitlich ausstrahlenden Beinschmerzen auf der Gegenseite

| Gb 38 | **Sedierungspunkt des Gallenblasenmeridians** |

Lokalisation: 4 Cun oberhalb des malleolus externus an der Vorderkante der Fibula
Indikation: Gelenkschmerzen und Beschwerden der LWS mit seitlichen Beinschmerzen

| Gb 39 | **Gruppen-Luo-Punkt der drei Yang-Meridiane des Beines und Meisterpunkt des Knochenmarks** |

Lokalisation: 3 Cun oberhalb des malleolus externus an der Vorderkante der Fibula, bei manchen Autoren auch an der Hinterkante der Fibula
Indikation: Fernpunkt für den seitlichen Thoraxbereich und für seitliche Kopfschmerzen, regionale Beschwerden

| Gb 41 | **Schlüsselpunkt für das Gürtelgefäß = Dai-Mei** |

Lokalisation: am Fuß zwischen viertem und fünftem Metatarsalknochen, knapp distal von ihrer proximalen Verbindung, lateral der Zehenstreckersehne vom fünften Zeh
Indikation: bei allen Problemen, bei denen oben und unten besser koordiniert werden soll, bei Bauchbeschwerden, bei Schmerzen mit wechselnder Lokalisation
Stichtechnik: etwas weiter distal einstechen, die Nadel unter der Haut tangential zum Punkt führen

| Gb 44 | **Endpunkt des Gallenblasenmeridians** |

Lokalisation: am lateralen Nagelwinkel der vierten Zehe
Indikation: bei seitlichen Kopfschmerzen und regionalen Beschwerden

Lebermeridian

Er ist ein Yin-Meridian und verläuft vom Fuß zum Thorax. Am Bein verläuft er seitlich auf der Innenseite zwischen den Punkten der Meridiane von Milz und Niere. Er beinhaltet 14 Punkte, siehe Abb. 19.

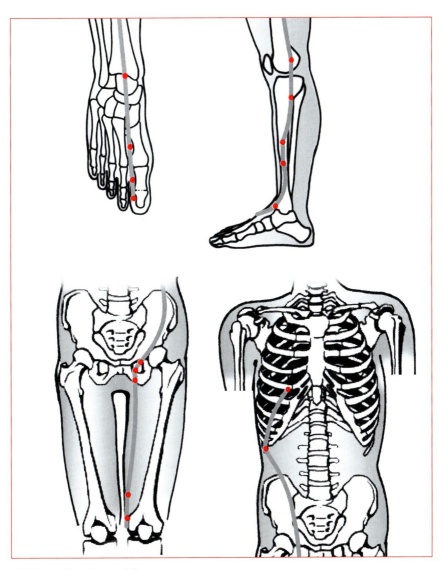

Abbildung 19. **Lebermeridian**

Le 1

Lokalisation: am lateralen Nagelwinkel vom ersten Zeh
Indikation: Fußarthralgien, eingewachsener Fußnagel zur Rezidivprophylaxe nach chirurgischer Nagelentfernung, bei Stoffwechselerkrankungen

Le 2 — Sedierungspunkt des Lebermeridians

Lokalisation: 0.5 Cun innerhalb der Schwimmhaut zwischen dem ersten und zweiten Zeh
Indikation: Spasmolyse, Unruhe, Schlafstörungen, leichte Hypertonie

Le 3 — Metameriepunkt zu Di 4

Lokalisation: 2 Cun proximal der Interdigitalfalte zwischen erstem und zweitem Zeh
Indikation: Spasmolyse, Unruhe

Le 8

Lokalisation: am medialen Rand der Kniegelenksbeugefalte vor den Sehnen der mm. semitendinosus und semimembranosus vor Ni 10
Indikation: Nahpunkt für Gonalgien, Fernpunkt für Ellbogenbeschwerden

Le 13 — Meisterpunkt des Stoffwechsels, Meisterpunkt der Yin-Organe

Lokalisation: am freien Ende der elften Rippe
Indikation: bei Stoffwechselerkrankungen, bei Rauschzuständen

Le 14 — Endpunkt des Lebermeridians

Lokalisation: im sechsten Intercostalraum in der Medioclavicularlinie
Indikation: Verdauungsstörungen, lokoregionale Beschwerden

Außerordentliche Meridiane

Es gibt acht außerordentliche Meridiane. Sie sind sozusagen Reservestationen der Energie. In den 12 Hauptmeridianen fließt ständig Energie. Je nach dem Stand der Meridianuhr fließt in jeweils einem Hauptmeridian eine Extraportion Energie, er hat damit eine Fülle zu dieser Zeit, das ist seine Maximalzeit. Die Maximalzeit wechselt alle zwei Stunden von einem Meridian zum nächsten im Sinne der Umläufe vom Lungenmeridian bis zum Lebermeridian und wieder von vorn. Man beschreibt diesen energetischen Strom wie einen Fluß. In den außerordentlichen Meridianen ist so viel Energie vorhanden, daß man sie mit dem Meer vergleichen kann. Diese Meridiane sind nicht ständig energetisch durchströmt, sondern werden erst bei Energieproblemen aktiv. Therapeutisch kann man sie schon vorher einsetzen, falls eine Körperregion energetische Defizite aufweist. Zwei von den acht außerordentlichen Meridianen besitzen eigene Punkte. Es sind der Du-Mei (Lenkergefäß) und der Ren-Mei (Dienergefäß). Die anderen sechs benutzen schon vorhandene Hauptmeridianpunkte, verknüpfen sie nur anders und können damit so etwas wie Abkürzungen oder energetische Nebenwege beschreiten, die dann einer geschwächten Region zu Gute kommt. Die außerordentlichen Meridiane werden durch Schlüsselpunkte aufgeschlossen. Die Schlüsselpunkte liegen alle auf den Hauptmeridianen. Immer zwei der außerordentlichen Meridiane bilden ein Paar. Man spricht von *Kopplung*. Dieser Begriff ist hier etwas mißverständlich, denn bei den Hauptmeridianen spricht man von Kopplung bei einer Yin-Yang-Verknüpfung. Bei den außerordentlichen Meridianen ist mit dem Begriff der Kopplung eine Yin-Yin oder eine Yang-Yang-Verbindung gemeint. Diese gekoppelten außerordentlichen Meridiane versorgen gemeinsam eine bestimmte Körperregion. Die energetischen Verschiebungen, die dabei recht groß sind, haben sehr viel Einfluß und Wirkkraft. Allerdings soll man die gekoppelten Paare nicht häufig zusammen aktivieren, da sonst der Patient stark durch diese energetischen Verschiebungen beeinträchtigt werden kann. Manche Therapeuten empfehlen, eine solche Kopplung nur einmal in der Woche oder auch nur einmal alle zehn Tage zu öffnen. Einige Akupunkteure empfehlen sogar, etwa einen Monat zu warten, bevor alle beide Schlüsselpunkte der außerordentlichen gekoppelten Meridiane wieder gemeinsam gestochen werden können. Die Paarungen entnehmen Sie der Tabelle auf Seite 46. Gleiche römische Zahlen auf dem Fahrplan hinter den Schlüsselpunkten bedeuten, daß die dazugehörigen außerordentlichen Meridiane ein gekoppeltes Paar bilden. Für den Alltag reicht es, eine grobe Orientierung zu den außerordentlichen Meridianen zu haben. Man braucht nicht alle Punkte zu beherrschen, wichtig ist es zu wissen, welche Körperregion beeinflußt wird.

8 außerordentliche Meridiane = 8 Wundermeridiane
syn: Qi Jing Ba Mei oder Mo-Gefäße

– Ursprung in den Nieren
– enthalten Nieren-Energie = Essenz = Jing

bei Dr. van Nghi werden nur die vier Yin außerordentlichen und das Lenker-Gefäß mit dem Ursprung in den Nieren beschrieben

– sie können Reserveenergie verteilen bei Schwäche-Störungen
– sie können wie ein Reservoir Energie aufnehmen bei Fülle-Störungen
– sie verteilen Abwehr-Energie
– zu häufige Nadelung erzeugt Müdigkeit und Erschöpfung

- große Wirkung bei energetischen Dysbalancen, die z.B. Li-Komponenten aufweisen,
- gute Wirkung, wenn beidseitige Beschwerden auftreten
- gute Wirkung, wenn die Beschwerden in der Mitte des Körpers auftreten ohne Ausstrahlung

Einteilung in 4 Paare

Wundermeridian	Schlüsselpunkt	versorgte Körperregion
Chong-Mei Yin-Wei-Mei	Mi 4 Pe 6	Thoraxregion, Abdomen
Du-Mei Yang-Qiao-Mei	Dü 3 Bl 62	Schultern, Rücken, hinteres Längsdrittel des Körpers
Dai-Mei Yang-Wei-Mei	Gb 41 3E 5	seitliches Längsdrittel des Körpers
Ren-Mei Yin-Qiao-Mei	Lu 7 Ni 6	vorderes Längsdrittel des Körpers

Abbildung 20.

Nur Ren-Mei und Du-Mei besitzen eigene Punkte. Alle anderen benutzen die Punkte der Hauptmeridiane und verknüpfen sie in anderer Form.

Das gemeinsame Aufschließen der gekoppelten außerordentlichen Meridian bewirkt starke energetische Verschiebungen, daher nicht häufig wiederholen. Bei geschwächten Patienten nur etwa einmal pro Monat.

Ren-Mei = Konzeptionsgefäß (KG), Diener-Gefäß
syn: Jenn-Mo, Conception vessel, vaisseau conception,

- verläuft in der ventralen Medianlinie
- fließt wie seine Zählrichtung von unten nach oben
- funktioneller Kreislauf mit Du-Mei
- dominierende Rolle im Yin, Kontroll- und Regulationsfunktion für alle Yin-Meridiare wird auch Meistergefäß der Yin-Wundermeridiane genannt

Klinische Anwendung:

- Einfluß auf die Genitalorgane
- harmonisierende Wirkung auf alle parenchymatösen Organe:
- Herz, Niere, Leber, Lunge und Milz

- große Wirkung auf den urogenitalen Raum, besonders auf den gynäkologischen Raum
- liefert wichtige Alarmpunkte:

Kg 3	**Blase**
Kg 4	**Dünndarm**
Kg 5	**3Erwärmer Hauptalarmpunkt**
Kg 7	**unterer 3Erwärmer**
Kg 12	**Magen und mittlerer 3Erwärmer**
Kg 14	**Herz**
Kg 17	**Pericard und oberer 3Erwärmer**

Der Ren-Mei wird dem Yin zugeordnet und verläuft genau in der vorderen Mittellinie vom Perineum bis zum Mund. Sein Schlüsselpunkt ist Lu 7. Er beinhaltet 24 Punkte.

Kg 1

Lokalisation: auf dem Perineum, zwischen Anus und Vagina bei der Frau und zwischen Anus und Peniswurzel beim Mann

Indikation: bei anorectalen Erkrankungen, bei urogenitalen Beschwerden

Kg 2

Lokalisation: an der Symphysenoberkante in der Medianlinie

Indikation: Beschwerden, urogenital und lumbosacral

Kg 3 — Alarmpunkt des Blasenmeridians

Lokalisation: 1 prop. Cun oberhalb der Symphysenoberkante, d.h. ein fünftel der Strecke zwischen Symphyse und Bauchnabel

Indikation: bei Blasenbeschwerden und regionalen Beschwerden

Kg 4 — Alarmpunkt des Dünndarmmeridians

Lokalisation: 2 prop.Cun oberhalb der Symphysenoberkante, d.h. zwei fünftel der Strecke zwischen Symphyse und Bauchnabel

Indikation: Verdauungsbeschwerden und regionale Schmerzen

Kg 5 — Alarmpunkt des 3Erwärmermeridians

Lokalisation: 3 prop. Cun oberhalb der Symphysenoberkante, d.h. drei fünftel der Strecke zwischen Symphyse und Bauchnabel

| Indikation: | Verdauungsprobleme und regionale Beschwerden sowie Energieschwäche |

Kg 6 — Meer der Energie

Lokalisation:	1.5 prop. Cun unterhalb des Bauchnabels, d.h. eineinhalb fünftel der Strecke zwischen Symphyse und Bauchnabel
Indikation:	Energieschwäche, Erschöpfung
Stichtechnik:	die wirksamste Therapie an diesem Punkt ist die Moxibustion

Kg 8

| Lokalisation: | Bauchnabelmitte, Dieser Punkt gehört zu den verbotenen Punkten, er wird nicht genadelt. Moxibustion ist möglich, sie wird mit Salz oder Ingwerscheibchen im Bauchnabel durchgeführt, um Verbrennungen zu vermeiden |
| Indikation: | Erschöpfung |

Kg 10

| Lokalisation: | 2 prop. Cun oberhalb des Bauchnabels in der Mittellinie, d.h. ein viertel der Strecke zwischen processus xiphoideus und Bauchnabel |
| Indikation: | Bauchbeschwerden |

Kg 12 — Alarmpunkt des Magens

| Lokalisation: | auf der Hälfte der Strecke zwischen processus xiphoideus und Bauchnabel |
| Indikation: | Verdauungsbeschwerden, Magenprobleme |

Kg 14

| Lokalisation: | 2 prop. Cun unterhalb des processus xiphoideus, d.h. ein viertel der Strecke zwischen processus xiphoideus und Bauchnabel |
| Indikation: | Übelkeit, Erbrechen, Magenbeschwerden |

Kg 17 — Meisterpunkt der Atemwege

| Lokalisation: | auf dem Sternum in Höhe des vierten Intercostalraumes zwischen den Brustwarzen etwa |
| Indikation: | Atemwegserkrankungen, Asthma |

Kg 22

| Lokalisation: | direkt oberhalb des Brustbeins im Jugulum |
| Indikation: | lokoregionale Beschwerden, Hustenreiz |

Kg 23

Lokalisation: unter dem Kinn etwa eine Daumenendgliedlänge von der Kinnspitze nach hinten

Indikation: Heiserkeit, Sprachstörungen, Würgereiz bei Zahnbehandlungen

Kg 24 — Endpunkt des Konzeptionsgefäßes

Lokalisation: in einem Grübchen zwischen Unterlippe und Kinnspitze auf der Medianlinie

Indikation: Schluckbeschwerden, Hypersalivation, Würgereiz bei Zahnbehandlungen

Lenkergefäß
syn: Du-Mei, Gouverneurgefäß, Tou-MO, governer vessel, pilot vessel, vaisseau gouvemeur

- verläuft in der dorsalen Medianlinie
- wird von unten nach oben gezählt
- Fließrichtung wahrscheinlich von oben nach unten (Sedierung beim Ausstreichen von unten nach oben, Perschke, Richter-Becke)
- funktioneller Kreislauf mit dem Ren-Mei
- mit dem Ren-Mei die einzigen außerordentlichen Meridiane, die eigene Punkte besitzen, siehe Abb. 22 auf Seite 55.

- dominierende Rolle im Yang, Kontroll- und Regulationsfunktion für alle Yang-Meridiane, wird auch Meistergefäß der Yang-Wundermeridiane genannt

Klinische Anwendung:

- Punkte im Kopfbereich von LG 17 bis LG 26 : bei Kopfschmerzen und Migräne,, bei psychosomatischen Erkrankungen

- Punkte im Nacken- und Thoraxbereich von LG 6 bis LG 16 : bei Pseudoradikulärsyndromen, besonders HWS- und BWS-Bereich

- zur Vor- oder Nachbereitung der manuellen Therapie

- Punkte im Lumbosacralbereich von LG 1 bis LG 5 : bei Lumboischialgien und Störungen im Urogenitalsystem

Lg 1

Lokalisation:	zwischen Anus und Steißbein
Indikation:	anorektale Erkrankungen

Lg 14 — Zusammenkunft aller Yang-Meridiane

Lokalisation:	unter dem Dornfortsatz vom siebten Halswirbel,
Indikation:	HWS-Syndrom, Kopfschmerzen, verstärkt die Wirkung der Akupunkturpunkte der Region

Lg 20 — Punkt der hundert Vereinigungen

Lokalisation:	von der hinteren Begrenzung des Ohres senkrecht nach oben auf die Mittellinie des Schädels
Indikation:	stärkster Sedierungspunkt, bei Kopfschmerzen, bei Unruhe und Schlafstörungen

Lg 26 — Endpunkt des Lenkergefäßes im äußeren Verlauf, wichtigster Notfallpunkt!

Lokalisation:	zwischen Oberlippe und Unterkante der Nase, ein Drittel von der Nase und zwei Drittel von der Oberlippe entfernt
Indikation:	bester Notfallpunkt, Epilepsie, Bewußtlosigkeit, bei tiefen Rückenschmerzen als Fernpunkt

Die außerordentlichen Meridiane sind in ihren Paarungen aus den Abbildungen ersichtlich.

Jeweils zwei außerordentliche Meridiane versorgen eine Körperregion, siehe Tabelle 20 auf Seite 46. Man spricht bei den außerordentlichen Meridianen von Kopplung, wobei hier jeweils „gleichgeschlechtliche" Meridiane ein Paar bilden, d.h. beide gehören dem Yin oder dem Yang an. Bei den Hauptmeridianen wird der Begriff Kopplung anders gebraucht. Jeweils ein Yin- und ein Yang-Meridian bildet dabei die Kopplung. Mir wäre es sehr viel angenehmer, man würde die Paarungen der außerordentlichen Meridiane Achsen nennen, denn auch bei den Hauptmeridianen sind dabei die „gleichgeschlechtlichen" Paarungen gemeint.

AKUPUNKTUR IN DER PRAXIS
Außerordentliche Meridiane

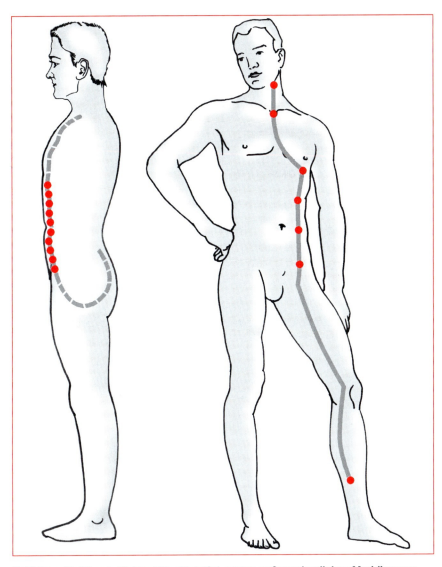

Abbildung 21. **Chong-Mei und Yin-Wei-Mei, erstes außerordentliches Meridianpaar**

Erstes außerordentliches Meridianpaar, siehe Abb. 21

Chong-Mei

Er versorgt hauptsächlich den urogenitalen Bereich. Sein Schlüsselpunkt ist Mi 4 an der inneren Fußkante etwas distal vom ersten Metatarsalköpfchen am Übergang vom weißen zum roten Fleisch. Er ist gekoppelt mit dem Yin-Wei-Mei.

Yin-Wei-Mei

Er versorgt das ventrale Längsdrittel mit den Atem- und Verdauungsorganen und verläuft am Bein auf der Innenseite. Der Schlüsselpunkt ist Pe 6 auf dem Unterarm, 2 Cun proximal der volaren Handgelenksbeugefalte zwischen den Sehnen der mm. palmaris longus und flexor carpi radialis.

Chong-Mei = Tchong-Moi Vitalitätsgefäß
Attackengefäß, Anfallgefäß, Penetrationsgefäß

- Schlüsselpunkt = Mi 4
- gekoppelt mit dem Yin-Wei-Mei
- beginnt in der Niere und der Nebenniere
- man nennt ihn auch „Meridian der Lebensenergie" oder Befreiungsgefäß oder
- Regulationsgefäß des Qi
- man nennt ihn auch „See des Blutes"

Verlauf:

- der Meridian beginnt im kleinen Becken,
- er zieht zur Körperoberfläche an Kg 1
- er folgt dann dem Nierenmeridian von Niere 11 bis Niere 21
- er zieht dann paramedian zum Hals und umkreist die Lippen
- im Bereich des Thorax verteilt er sich in den Intercostalbereichen
- ein Ast zieht von Ni 11 zu seinem Mo-Punkt Mi 4

Aufgaben:

- enge Beziehung zum Uterus
- kontrolliert den Ren-Mei
- kontrolliert den Zyklus und das Menstruationsblut in Form des Blutflusses, der Blutspeicherung und der Beschaffenheit des Menstruationsblutes
- beim Mann kontrolliert er die Hoden- und die Prostatafunktion
- fördert den Bluttransport zum Herz und die Kraft des Herzens
- korrigiert gegenläufiges Qi
- beseitigt Qi- und Blut-Stagnation (auch wenn Narben im versorgten Gebiet den energetischen Durchfluß behindern) verbindet die vor- und die nachgeburtliche Essenz (Jing)
- hilft bei vermehrter Luftansammlung, bei abdominellen Spasmen, bei Palpitationen und Dyspnoe
- hilft bei Erkrankungen in der Region, besonders bei urogenitalen Störungen
- verbessert die Durchblutung, ist auch bei venösen Stauungen geeignet (z.B. bei gestauten Unterzungenvenen)

Der Chong-Mei ist einer der wichtigsten Meridiane in der gynäkologischen Praxis. Er wird eingesetzt bei allen Arten von Menstruationsstörungen, beim klimakterischen Syndrom, auch wenn die Wechseljahre zu früh oder zu spät einsetzen. Er bewährt sich auch bei der Therapie von Potenzstörungen (Ejakulationsstörungen, aber auch bei Erektionsstörungen). Der Meridian mit seinem Einschaltpunkt bewährt sich auch bei Kindern, die unter Gedeihstörungen leiden bei z.B. häufigen Blähungen oder Aufstoßen. Auch beim acetonämischen Erbrechen bei Kindern ist er indiziert. Zusammen mit dem Yin-Wei-Mei versorgt er den Thorax und den Bauchraum.

Yin-Wei-Mei, Kette des Yin, Bewahrer des Yin
syn: Erhaltungsgefäß des Yin

- Schlüsselpunkt = Pe 6
- gekoppelt mit Chong-Mei
- verbindet alle Yin-Meridiane miteinander
- großer Einfluß auf das Organ Herz
- enge Beziehung zum Blasenmeridian
- großer Einfluß auf die Yang-Organe: Magen, Gallenblase und Dickdarm

Verlauf:

- der Meridian beginnt bei Niere 9 auf der Innenseite des Unterschenkels
- verläuft medial am Bein entlang nach oben bis zum Abdomen
- er folgt dem Milzmeridian in seinen Punkten Mi 13, Mi 15 und Mi 16
- im Bereich des Thorax zieht er über Le 14
- danach erreicht er, von beiden Seiten des Körpers die Mittellinie in den
- Punkten Kg 22 und Kg 23
- ein Ast zieht vom Thorax aus zu seinem Schlüsselpunkt Pe 6

Aufgaben:

- kräftigt das Yin
- bei allen emotionalen Erkrankungen, die von der Schwächung des Yin ausgehen
- bei Depressionen, bei Angst- und Unruhezuständen, bei Trauer
- bei geistiger Verlangsamung
- bei allen thorakalen und abdominellen Erkrankungen geeignet
- bei Heiserkeit und Schluckbeschwerden, Tracheitis, Oesophagitis
- bei Luftansammlungen im Bauchraum mit der Folge thorakaler Beengung
- Dyspnoe, Herzklopfen, pectanginöse Beschwerden,
- bei Bauchschmerzen in Folge von Verdauungsstörungen
- bei Übelkeit und Brechreiz
- bei Kreislaufreaktionen, auch bei Überanstrengung
- bei Erkrankungen des Urogenitalsystems

Mit der Elektrostimulation des Pe 6 wurden auch schon operative Eingriffe im thorakalen Raum vorgenommen. Die Thoraxanästhesierung wird dabei durch Elektrostimulation an Pe 6 erreicht. Sicherlich muß man hier zugeben, daß es dabei keine so komplette Schmerzfreiheit geben wird wie bei einer westlichen Anästhesierung.

Pe 6 wird als Mo-Punkt gestochen beim Pseudoradikulärsyndrom von L3/L4, bei beidseits ausstrahlenden Schmerzen oder wenn sich die Schmerzen nur in der Mitte konzentrieren im Bereich von L3 und L4.

Nach Claudia Focks soll dieser Meridian nur bei Frauen geöffnet werden. In keinem weiteren Buch war ein ähnlicher Hinweis zu finden, auch meine eigenen Erfahrungen können diese Empfehlung nicht unterstützen.

Zweites außerordentliches Meridianpaar, siehe Abb. 22

Du-Mei = Lenkergefäß

Er versorgt das hintere Längsdrittel und verläuft in der dorsalen Medianlinie. Sein Schlüsselpunkt ist der Dü 3, er ist gekoppelt mit dem Yang-Qiao-Mei.

Yang-Qiao-Mei

Er verläuft seitlich am Kopf und seitlich am Rumpf in leichten Zickzacklinien und ähnelt damit dem Gallenblasenmeridian. Sein Schlüsselpunkt ist Bl 62 aus dem zweiten, d.h. dorsalen Umlauf, daher versorgt er mehr den dorsalen Körperabschnitt. Er ähnelt auch sehr dem außerordentlichen Meridian Yang-Wei-Mei, welcher mehr den lateralen Körperabschnitt versorgt.

Yang-Qiao-Mei, Yang-Tsiao-Mo, Yang-Fersengefäß,
syn: äußeres Fersengefäß
Gefäß in einer Vertiefung unter dem äußeren Knöchel
(nach Soulié de Morant),
Beschleunigungsgefäß des Yang
(nach De la Fuyé)

- Schlüsselpunkt = Bl 62
- gekoppelt mit dem Lenkergefäß Du-Mei
- fördert im Körper die Ausscheidung von Toxinen
- beginnt mit seinem Schlüsselpunkt
- wird empfohlen bei heftigen Yang-Pulsen
- enge Beziehung zum Blasenmeridian
- er hat Ähnlichkeiten mit dem Yang-Wei-Mei,
- er verläuft am Rumpf etwas weiter ventral als der Yang-Wei-Mei,
- er hat seinen Einfluß aber mehr dorsalwärts als der Yang-Wei-Mei

Verlauf

- der Meridian beginnt bei Blase 62 auf der Außenseite des Fußes
- er verbindet dann die Punkte Bl 61 und Bl 59
- er zieht auf der lateralen Beinseite nach oben bis zum Punkt Gb 29
- er zieht über den seitlichen Bauch- und Thoraxbereich nach oben, vor der Schulter entlang (nach Lebarbier hinter der Schulter) zum Punkt Dü 10
- nun verläuft er auf der Schulter in einer Zackenlinie nach vorn zu Di 15 und wieder nach hinten zu Di 16
- über den seitlichen Hals gelangt er zum Gesicht neben dem Mundwinkel zu Ma 4
- weiter oben verbindet er die Punkte Ma 3, Ma 1 und Bl 1 (hier Kreuzung mit dem Yin-Qiao-Mei)
- nun zieht er über den Schädel paramedian nach hinten bis zum Punkt Gb 20

Aufgaben:

- er hat große Wirkung auf alle Hohlorgane, besonders, wenn diese durch Toxinbelastung energetisch gestaut sind
- er besänftigt die zu starke Yang-Funktion im Körper, z. B. bei zu sehr gestauter Yang-Fülle

- bei Akne, Hauteiterungen oder Furunkein im Bereich von Kopf, Nacken und Rücken (Yang-Stauung)
- bei Hitze-Wallungen im Sinne einer Yang-Fülle, auch bei geröteten Augen
- er beruhigt den Geist bei psychischer Übererregung und Schlaflosigkeit, dafür wird er bevorzugt mit Ni 6 kombiniert
- er hilft bei Schmerzen in seinem Versorgungsgebiet: Ischialgien, Rückenschmerzen, Halsschmerzen, Migräne (entfernt inneren und äußeren Wind)
- er vermindert den erhöhten Muskeltonus in seinem Versorgungsgebiet, z.B. auch beim Tortikollis

Qiao heißt: „sich auf die Fußzehen stellen".

Bl 62 wird als Mo-Punkt gestochen beim Pseudoradikulärsyndrom von S1, bei beidseits ausstrahlenden Schmerzen oder wenn sich die Schmerzen nur in der Körpermitte konzentrieren im Bereich von S1.

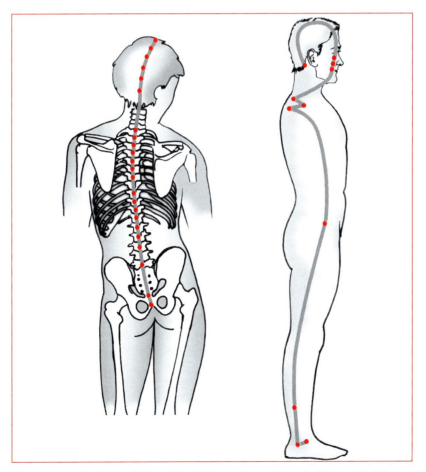

Abbildung 22. **Du-Mei und Yang-Qiao-Mei, zweites außerordentliches Meridianpaar**

Drittes außerordentliches Meridianpaar, siehe Abb. 23

Dai-Mei = Gürtelgefäß

Dieser Meridian verläuft wie ein Gürtel um den Körper. Er versorgt den lateralen Körperabschnitt und verbindet oben und unten. Er ist indiziert bei allen Problemen mit Kopflastigkeit, sei es mit geistiger Überanstrengung oder mit Kopfschmerzen einhergehend. Der Schlüsselpunkt ist Gb 41 am Fuß zwischen dem vierten und fünften Metatarsalknochen etwas distal der proximalen Metatarsalköpfchen. Der Dai-Mei ist gekoppelt mit dem Yang-Wei-Mei.

Yang-Wei-Mei

Er versorgt das laterale Längsdrittel des Körpers und verläuft sehr ähnlich wie der Yang-Qiao-Mei oder auch der Gallenblasenmeridian. Auch er zieht am Kopf und am Rumpf in leichter Zickzackform seitlich über den Körper. Sein Schlüsselpunkt ist 3E 5 aus dem dritten, d.h. lateralen Umlauf.

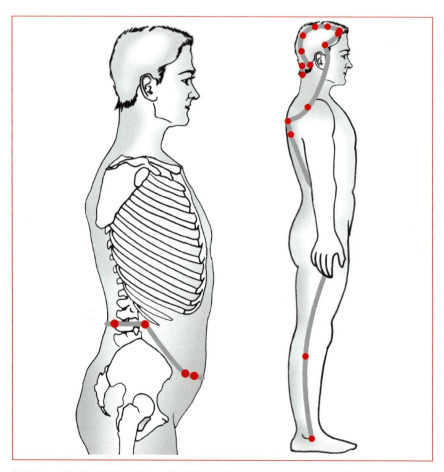

Abbildung 23. **Dai-Mei und Yang-Wei-Mei, drittes außerordentliches Meridianpaar**

Dai-Mei, Gürtelgefäß, Tai-Mo,

- Schlüsselpunkt = Gb 41
- gekoppelt mit dem Yang-Wei-Mei
- er ist der einzige außerordentliche Meridian mit horizontalem Verlauf
- verläuft in der Lumbal- und Abdominalregion
- er umschließt die drei absteigenden Yang-Meridiane des Beines
- er umschließt die drei aufsteigenden Yin Meridiane des Beines
- enge Beziehung zum Nieren-Meridian
- seine beiden Verläufe auf beiden Körperhälften verbinden sich in der hinteren und der vordere Medianlinie
- er verbindet die obere und die untere Körperhälfte
- er verbindet die vordere und die hintere Körperhälfte
- er verbindet die rechte und die linke Körperhälfte

Verlauf:

- er beginnt mit einem inneren Ast bei Le 13
- eine enge Beziehung besteht zum Punkt Bl 23
- der äußere Verlauf beginnt bei Gb 26
- von hieraus besteht eine enge Beziehung zum Punkt Kg 8
- im äußeren Verlauf folgt der Dai-Mei nun den weiteren Punkten des Gallenblasenmeridians mit Gb 27 und Gb 28
- ein innerer Ast zieht von Gb 26 zu seinem Schlüsselpunkt Gb 41

Aufgaben:

- er wirkt auf Schmerzen in den Bereichen vom Magen-, Gallenblasen- und Blasen-Meridian
- bei Kopfschmerzen frontal, parietal und occipital
- bei Rückenschmerzen, Hüftschmerzen, Interkostalneuralgien und Herpes Zoster
- bei Schmerzen der unteren Extremität, auch Gelenkschmerzen
- er wirkt bei Störungen der Meridiane Milz, Leber und Niere
- bei gynäkologischen Erkrankungen
- er beeinflußt den Spannungszustand der Muskeln der unteren Extremität
- bei, Schwäche, Lähmung (versuchsweise), und Atrophie der Muskeln der unteren Extremität (Gürtel zu schlaff) oder bei Muskelverspannungen (Gürtel zu eng)
- bei schlechter Durchblutung der unteren Extremität, wie z.B. bei ständig kalten Füßen (Symptome wie bei einem zu engen Gürtel)

Lebarbier betont, daß der Dai-Mei in der unteren Körperhälfte homolateral wirksam ist, daß man für die Indikationen der oberen Körperhälfte aber den kontralateralen Mo-Punkt benutzen soll.

Yang-Wei-Mei Kette des Yang, Bewahrer des Yang
syn: Erhaltungsgefäß des Yang

- Schlüsselpunkt = 3E 5
- gekoppelt mit dem Gürtelgefäß Dai-Mei
- er verbindet alle Yang-Meridiane miteinander
- hat enge Beziehung zum Blasenmeridian
- er hat Ähnlichkeit mit dem Yang-Qiao-Mei
- er verläuft am Rumpf und besonders am Thorax weiter dorsal im Vergleich zum Yang-Qiao Mei
- sein Einflußbereich liegt weiter ventral als beim Yang-Qiao-Mei

Verlauf

- er beginnt mit dem Punkt Bl 63 vor dem Außenknöchel
- er zieht seitlich außen am Unterschenkel nach oben
- er zieht durch den Punkt Gb 35 und Gb 34
- am Bein zieht er seitlich am Oberschenkel auf seiner Außenseite nach oben
- am Rumpf verläuft er im lateralen Längsdrittel etwa hinter dem Yang-Qiao-Mei
- er zieht hinter der Schulter entlang bis Dü 10, hier kreuzt er mit dem Yang-Qiao-Mei
- er zieht nun nach vorn auf die Schulter zum 3E 15 und zu Gb 21
- er zieht seitlich über den Hals und im Gesicht vor dem Ohr entlang bis zur Stirn zum Punkt Ma 8
- nun verbindet er sich wieder mit den Punkten des Gallenblasenmeridians und macht wie dieser zunächst eine Zacke bei Gb 13 bis Gb 15
- er zieht nun mit dem Gallenblasenmeridian über den Schädel nach hinten bis zum Punkt Gb 20
- nun verbinden sich die beiden Meridiane der beiden Körperhälften und ziehen zur Meridianlinie zu Lg 16 und Lg 15
- ein innerer Ast zieht von 3E 15 zu seinem Schlüsselpunkt 3E 5

Aufgaben:

- er kontrolliert die äußeren Körperschichten
- er leitet Wind und Kälte aus
- er hilft bei allen klimatischen pathoggenen Einflüssen im Bereich des Kopfes
- er wirkt besonders auf das laterale Längsdrittel des Körpers, d.h. besonders auf die Shao-Yang-Achse
- er wirkt gut bei Schmerzen in seinem Versorgungsgebiet (Shao-Yang-Bereich)
- bei chronischen Gelenkschmerzen, bei seitlicher oder occipitaler Migräne
- bei Winderkrankungen, Kontraktionen, Krämpfen
- wirkt auch bei Dermatosen, die mit Bläschen auftreten

Wei heißt übersetzt so viel wie „die äußeren Schnüre eines Netzes". Es wird auch übersetzt mit „Zusammenhalten" oder „verbinden".

3E 5 wird als Mo-Punkt gestochen beim Pseudoradikulärsyndrom von L5,

AKUPUNKTUR IN DER PRAXIS
Außerordentliche Meridiane

bei beidseits aussdtrahlenden Schmerzen oder bei lokalen Schmerzen der Region von L5.

Viertes außerordentliches Meridianpaar, siehe Abb. 24

Konzeptionsgefäß = Ren-Mei

Dieser Meridian verläuft genau in der vorderen Medianlinie über den Rumpf. Er versorgt das ventrale Körperdrittel. Der Schlüsselpunkt ist Lu 7 am Unterarm auf der Radialiskante etwa 1.5 Cun proximal der Handgelenksbeugefalte etwas proximal des processus styloideus des radius. Der Ren-Mei ist mit dem Yin-Qiao-Mei gekoppelt.

Yin-Qiao-Mei

Er versorgt ähnlich dem Yin-Wei-Mei das vordere Längsdrittel des Körpers, aber er hat mehr Einfluß auf die körperinneren Regionen, z.B. die Nierenregion. Der Schlüsselpunkt ist der Ni 6 unter dem malleolus internus.

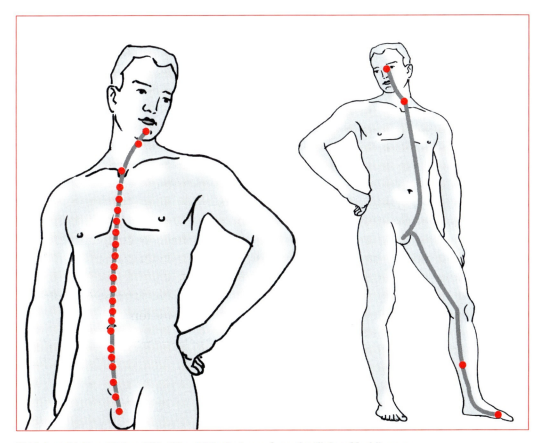

Abbildung 24. **Ren-Mei und Yin-Qiao-Mei, viertes außerordentliches Meridianpaar**

Yin-Qiao-Mei, Yin-Tsiao-Mo, Yin-Keo, Yin-Fersengefäß
syn: inneres Fersengefäß, Gefäß in der Vertiefung unter dem hinteren Malleolus (nach Soulié de Morant), Beschleunigungsgefäß des Yin (nach De La Fuyé)

- Schlüsselpunkt = Ni 6
- gekoppelt mit Ren-Mei
- wird empfohlen bei geschwächten Yin-Pulsen
- beginnt mit dem Schlüsselpunkt
- enge Beziehung zum Blasenmeridian

Verlauf:

- der Meridian beginnt im Punkt Ni 6 auf der Innenseite des Fußes
- er zieht am Unterschenkel nach oben bis zum Punkt Ni 8
- er verläuft auf der Innenseite des Beines nach oben bis zum Genitalbereich
- hier nimmt er seinen inneren Verlauf
- sein innerer Ast zieht zum Kg 2
- über die Ventralseite des Rumpfes zieht der Meridian über das Abdomen und den Thorax nach oben, vom Bauchnabel an verläuft der Meridian wieder auf der Körperoberfläche
- in der Halsregion verbindet der Yin-Qiao-Mei die Punkte Ma 12 und Ma 9
- er zieht über das Gesicht nach oben
- er endet in Bl 1 im inneren Rand der Lidspalte
- an Bl 1 kreuzt er mit dem Yang-Qiao-Mei

Aufgaben:

- nachlassende Yin-Energie in allen Yin-Meridianen
- bei Schlafstörungen und auch wenn Schläfrigkeit nach der Nahrungsaufnahme im Vordergrund steht
- er beseitigt die Stagnation von Blut, Qi und Feuchtigkeit in der unteren Körperhälfte, besonders im Beckenbereich (unterer 3Erwärmer) und besonders im Uterusbereich
- bei Schmerzen im Unterbauch und in der Genitalregion, auch innerlich
- bei Impotenz, bei Enuresis, bei Pollakisurie
- kontrolliert die Muskelspannung in der unteren Körperhälfte
- bei Muskelkrämpfen der Beinmuskulatur und Gehbeschwerden
- er befeuchtet die Augen
- bei Atembeschwerden: Asthma, Emphysem, Husten, Rhinitis, Sinusitis, Laryngitis und Tracheitis.

Nach André Lebarbier ist der Meridian auch bei Diabetes mellitus indiziert. Bei Claudia Focks wird der Anfangspunkt mit Ni 2 beschrieben.

Es ist besonders am Anfang schwer, sich die außerordentlichen Meridiane einzuprägen. Für die Kopplungen gilt das Prinzip, daß immer ein außerordentlicher Meridian, der seinen Schlüsselpunkt am Arm hat mit einem solchen verbunden wird, der seinen Schlüsselpunkt am Bein hat. Außerdem ist immer ein zweisilbiger mit einem dreisilbigen gekoppelt. Alle außerordentlichen Meridiane haben das Wort Mei an ihrem Ende. Es heißt Meridian.

Eine weitere Systematik erkennt man, wenn man die Schlüsselpunkte miteinander vergleicht:

Lu 7 und Dü 3 für Ren-Mei und Du-Mei sind schnell gelernt, da es die beiden einzigen außerordentlichen Meridiane sind, die eigene Punkte benutzen.

Pe 6 und 3E 5 für den Yin-Wei-Mei und den Yang-Wei-Mei liegen am Arm auf der gleichen Höhe, beide liegen 2 Cun proximal der Handgelenksfalte, Pe 6 innen, 3E 5 außen. Ich habe mir für den Arm eine winkende Bewegung vorgestellt und denke dann schnell an „Wei", so wie winken und byebye sagen zusammen, fehlt nun nur noch Yin für innen und Yang für außen.

Am Bein liegen wiederum die Punkte Ni 6 und Bl 62 für den Yin-Qiao-Mei und den Yang-Qiao-Mei auf der gleichen Höhe, jeweils unter den malleoli, innen Ni 6 für Yin-Qiao-Mei, außen Bl 62 für Yang-Qiao-Mei. Bei den malleoli denke ich an das italienische Qiao als Gruß. Ich trete mit den Füßen auf und höre innerlich den Gruß des Italieners, der gerade ankommt. Eselsbrücken sind hier unumgänglich, falls Sie schöne Eselsbrücken kennen oder entwickeln, so lassen Sie mich bitte auch daran teilhaben.

Am Fuß liegen ebenfalls die Punkte Mi 4 und Gb 41 für den Chong-Mei und den Dai-Mei auf gleicher Höhe, nämlich etwas distal der Metatarsalköpfchen, einmal an der inneren Fußkante für Mi 4, zum anderen zwischen viertem und fünftem Strahl. Das Gürtelgefäß beschreibt sich selbst durch seinen Namen, der Chong-Mei sieht für mich aus, wie eine innere Windel und somit habe ich sofort seinen ungefähren inneren Verlauf im Kopf. Ein funktioneller Zusammenhang besteht zwischen den Meridianen Ren-Mei mit Du-Mei, Yin-Wei-Mei mit Yang-Wei-Mei, Yin-Qiao-Mei mit Yang-Qiao-Mei und Chong-Mei mit Dai-Mei.

Einsatz der außerordentlichen Meridiane

Sie haben ihre große Indikation bei allen Erkrankungen, die sich sonst schwer mit Akupunktur behandeln lassen, bei Beschwerden, die in der Nähe der Mittellinie liegen, da hierbei die Lateralisierung nicht vorhanden ist und die Energiefülle von z.B. Schmerzen nicht mit der Gegenseite ausgeglichen werden kann. Auch bei beidseits ausstrahlenden Beschwerden sind die außerordentlichen Meridiane je nach der Körperregion, die sie versorgen indiziert.

3. Wandlungsphasen

Oft wird dieser Theorieteil auch als *Fünf-Elementen-Lehre* bezeichnet. Es handelt sich zunächst einmal um eine philosophische Betrachtung der Natur und aller Dinge. Durch jahrtausendlange Beobachtung wurde eine Systematik entdeckt, die sich auf fast alle Lebensbereiche übertragen läßt. Die Elemente *Holz*, *Feuer*, *Erde*, *Metall* und *Wasser* werden in eine Beziehung zueinander gesetzt.

Jedem Element werden seine typischen Charaktereigenschaften zugeordnet, so z.B. die Jahreszeit, die Geschmacksrichtungen, die Farben, die Gestirne und Himmelsrichtungen. Auch im menschlichen Körper haben diese Elemente Zuordnungen. So werden immer mindestens zwei gekoppelte Hauptmeridiane einem Element zugeordnet.

Zunächst ist es sinnvoll, die Wandlungsphasen erst mal in ihrem Gesamtzusammenhang kennenzulernen, die Übertragung auf die Medizin ist danach leichter möglich.

Holz

Es entspricht der Jahreszeit des *Frühlings*. Alles ist aufstrebend. Die Natur erwacht wieder. Das Wetter ist *stürmisch* und *aufbrausend*. Alle Veränderungen verlaufen sehr *schnell*. Es ist wie die Pubertätszeit mit viel Temperament und auch *zornig*en Episoden. Die Natur hat die Spannkraft der jungen Triebe. Wir haben als Kinder im Frühjahr Flitzebogen aus den jungen Zweigen gebastelt. Mit der Vorstellung des Flitzebogens und seiner Sehne wird die Zuordnung zu dem Gewebe der Sehnen und Bänder im Körper leicht verständlich. Wir waren wie der Frühling selbst: laut, sprunghaft und hatten täglich wieder neue Ideen.

Das Gewebe der *Muskulatur* ist am ehesten mit dieser Spannkraft gleichzusetzen sowie die *Sehnen*. Die Kräuter zu dieser Jahreszeit sind *sauer*, z.B. Sauerampfer. Die Krankheiten vom Holztyp haben viel mit *Wind* zu tun und mit *schnell wechselnder Lokalisation*. Auch *Koliken* sind Winderkrankungen. Die Farbe des jungen Holzes ist *grün*. Das cholerisch aufbrausende Temperament des Frühlings wird der Gallenblase und der Leber zugeordnet. Das geerntete Holz verbrennt und wird zu Feuer. Das Holz ist die Mutter des Feuers.

Feuer

Beim Feuer sind wir in der Jahreszeit des *Sommer*s. Alle tragen helle, luftige Kleidung. Es werden Feste gefeiert, alle sind fröhlich. Man hört *Singen* und frohes Treiben. Die *Freude* steht im Vordergrund. Die Nahrung aus dem Feuer, z.B. vom Grill schmeckt etwas *bitter* und leicht angebrannt, Die Witterung ist *heiß*, die bevorzugten Urlaubsziele liegen im *Süden*. Das südländische Temperament kommt dem Feuer sehr nahe. Die Krankheiten des Feuers gehen mit *Unruhe* und *Fieber* einher. Das Gewebe sind die *Blutbahnen*, welche die Wärme im Körper verteilen. Die Meridiane des Feuers sind die Meridiane der feurigen Leidenschaft, wie das Herz, der Kreislauf/Sexualitätsmeridian als Pericardmeridian sowie der 3Erwärmer, der die Wärme schon im Namen trägt und der gekoppelte Meridian zum Herzen, ist der Dünndarm. Es fällt mir hier etwas schwer, dem Dünndarm ausgerechnet das natürliche Temperament des Feuers zuzuordnen, aber aus der Kopplung heraus gehört er dazu. Das feurige Temperament des Dünndarmmeridians wird in seinem Verlauf an der Handkante etwas sichtbar, wenn man sich zum Beispiel den Handkantenschlag des Karatekämpfers anschaut, der genau mit dem Dünndarmmeridian sogar Holzbretter und Ziegelsteine zerteilen kann. Die Farbe des Feuers ist *rot*. Das Feuer verzehrt das Holz, es bleibt Asche zurück. Asche wird zu Erde. Das Feuer ist die Mutter der Erde.

Erde

Die Zeit der Erde ist die des *Spätsommers*, der Erntezeit. Die Erde ist das *Zentrum* unseres Daseins. Die Wandlungsphasen wurden früher durch einen Altar dargestellt. Die vier Seiten zeigten in die vier Himmelsrichtungen, gen Süden war der Altar durch die rote Farbe des Feuers gekennzeichnet. Im Norden befand sich die blauschwarze Farbe des Wassers. Oben auf der Mitte des Altares war die *gelb*e Farbe der Erde zu finden. Die Erde repräsentiert die *Mitte*. Durch die Erde hält alles zusammen. Die Früchte der Erde werden im Spätsommer geerntet. Die Erntezeit schafft die Voraussetzung der Versorgung mit Nahrungsmitteln. Sorge ist eine vorherrschende Gefühlsqualität: „Wird die Ernte reichen bis zum nächsten Jahr?" *Sich sorgen* und *versorgen* sind die Aspekte des Spätsommers. Die Früchte sind reif, sie schmecken *süß*.

Das *Bindegewebe* ist im gesamten Körper für Zusammenhalt und Trennung verantwortlich, so wie die Mutter Erde Raum für Gemeinschaft und den Raum zum getrennt sein bietet. Ein schwaches Bindegewebe mit Ptosen und Striae z.B. ist ein Zeichen für eine Schwächung der Mitte, des Zentrums, des Elementes der Erde. Die Erde als Element ist wie das frisch bereitete Beet: etwas schleimig und *feucht*. Die Erkrankungen, die mit Schleimansammlungen einhergehen werden der Erde zugeordnet, wie z.B. die Sinusitis oder die produktive Bronchitis. Die Eigenschaft des Versorgens kann man am besten dem *Magen* und der *Milz* zuordnen. Die Milz hält das Wasser in den Gefäßen. Milzschwäche führt zu Ödemen oder Blutungen. In der Erde wachsen die Bodenschätze. Die Erde ist die Mutter der Metalle.

Metall

Das Metall gehört zur Jahreszeit des *Herbst*es. In unserer Kultur werden nun die Feste der *Trauer* gefeiert: Totensonntag, Allerheiligen und Allerseelen. Es ist die Zeit für Besinnung und Trauer. Es ist schade, daß die Trauer in unserer Kultur so wenig Raum findet. Gerade die Nichtverarbeitung von Trauer greift den Körper an. Die Betroffenen haben oftmals das Gefühl, nicht mehr genug Luft zum Atmen zu bekommen. Die Lunge drückt oft die festsitzende Trauer aus. Im Herbst beginnt schon die Heizperiode. Die Luft in den Wohnungen ist *trocken*, die Schleimhäute sind anfällig. Die Haut wird spröde. Die Meridiane mit den wichtigsten Schleimhäuten sind in den Atemwegen und den Verdauungswegen zu finden, daher wird *Lunge* und *Dickdarm* dem Metall zugeordnet. Die Einheit mit *Haut* und *Schleimhaut* läßt dabei verständlich werden, warum Darmdysbiosen zu Hauterkrankungen führen können und warum Hautkrankheiten teilweise Asthmabeschwerden nach sich ziehen.

Die Farbe des Metalls ist *silbrigweiß*. Dem Metall wird die *Schärfe* und die *Abgrenzung* zugeordnet. Menschen, die sich nicht genug abgrenzen können, haben eine Schwäche im Metallelement. Die Schärfe findet sich z. B. in der Speisenwürze wieder, scharf zu würzen, stärkt das Metall. Die Metalle im Boden bieten die verfestigten Schichten, auf denen sich das durch den Boden sickernde Wasser sammeln und als Wasseradern zusammenfließen kann. In Form von Quellen gelangt es wieder zur Erdoberfläche. Somit sind die Metalle die Mutter des Wassers. Früher hat man angenommen, das sich an Metallen kondensierende Wasser sei aus dem Metall herausgeschwitzt.

Wasser

Der *Winter* ist die Jahreszeit des Wassers. Jetzt kommt es zu den meisten Niederschlägen. Es ist *kalt* draußen. Viele Vorgänge in der Natur laufen nun im Verborgenen ab. Nun heißt es auf das zu vertrauen, was jetzt nicht sichtbar ist. Häufig entstehen dabei *Ängste*. Die Kälte führt zu Starre und Verfestigung. Das zugeordnete Gewebe sind die *Knochen*. Das größte natürliche Wasservorkommen ist Salzwasser. Auch in den Knochen befindet sich die größte Salzansammlung des Körpers. Die Mineralsalze, vor allem Calcium und Phosphat verfestigen den Knochen. Als Geschmacksrichtung im Winter ist das *Salz* vorherrschend. Es gibt gepökelte Nahrung, das Salz konnte bis zum Winter die Nahrung konservieren. Die Wassermeridiane sind selbstverständlich *Niere* und *Blase*. Krankheiten, die dem Wasser zugeordnet werden, sind Degenerationen, Arthrosen und allgemeine Kältekrankheiten, wie die einfache Erkältung, aber auch die Gefühlskälte und die Depression. Das Wasser wird wiederum Nahrung für Pflanzen, man sagt, das Wasser ist die Mutter des Holzes. Hier schließt sich der Kreis.

Die drei physiologischen Zyklen

Nährender Zyklus

Man nennt die Abfolge der sich gegenseitig hervorbringenden Elemente den *nährenden Zyklus*. Das vorangehende Element verhält sich wie eine Mutter zum nachfolgenden Element. Die Mutter gibt. Der Sohn nimmt. Die Abfolge in diesem Zyklus heißt auch *Mutter-Sohn-Regel*. Mich stört es etwas, daß bei der nächsten Betrachtung das gerade noch als Sohn bezeichnete Element nun selbst zur Mutter wird. Vielleicht ist der Begriff *Eltern-Kind-Regel* etwas neutraler ausgedrückt. Diese Regel erklärt auch die Tonisierungspunkte der Meridiane. Die Erklärung finden Sie im Kapitel der *antiken Punkte*.

In Abb. 25 ist die Abfolge der Elemente des hervorbringenden Zyklus durch Pfeile in Richtung Uhrzeigersinn dargestellt.

Zehrender Zyklus

In der Darstellung des zehrenden Zyklus verlaufen die Pfeile genau anders herum; gegen den Uhrzeigersinn. Hier zehren sich die Elemente auf: das Holz verbraucht das Wasser, die Pflanzen müssen ständig wieder neu gegossen werden. Das Wasser zehrt am Metall. Unter Wassereinfluß beginnt das Metall zu rosten. Die Metalle zehren die Erde auf. Ein Garten mit vielen Bodenschätzen, z.B. einer Erzader, kann keine Früchte mehr hervorbringen. Die Erde kann Feuer löschen, bei Waldbränden wird Erde auf die Glut geworfen, um das Feuer zu löschen. Das Feuer zehrt das Holz auf, je lichter das Feuer brennt, desto schneller ist das Holz verbraucht. Die Regel, die sich daraus ergibt, ist die *Sohn-Mutter-Regel* oder besser ausgedrückt die *Kind-Eltern-Regel*. Die Kinder nehmen, die Eltern geben. Das ist in der Natur ein Gesetz. Bei

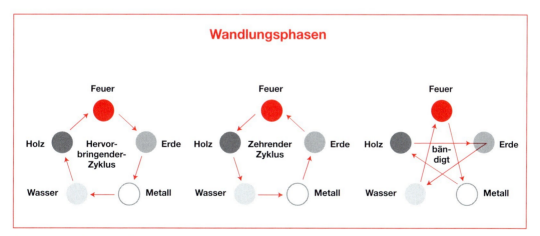

Abbildung 25. **Die drei physiologischen Zyklen der Wandlungsphasen**

den antiken Punkten erklärt der zehrende Zyklus die Sedierungspunkte.

Bändigender Zyklus

Der bändigende Zyklus ergibt sich, wenn wir die Beziehung der Elemente mit dem im Uhrzeigersinn folgenden übernächsten Element betrachten. Man spricht von der *Großmutter-Enkel-Regel* oder besser der *Großeltern-Enkel-Regel*. Das Wasser löscht das Feuer. Durch Feuer schmilzt Metall, das Metall schneidet das Holz. Holz durchbricht die Erde. Gerade diese Tatsache hat mich als Kind stark beeindruckt: ein kleines Pflänzchen Löwenzahn hat eine Teerstraße durchdrungen, es war hindurchgewachsen. Die Wurzeln eines Baumes können sogar Häuser zum Einstürzen bringen. Die Erde ihrerseits kann Wasser auflöschen. Seen verlanden. Dieser Zyklus wird *zerstörender Zyklus* oder auch *bändigender Zyklus* genannt.

Die medizinische Bedeutung der Wandlungsphasen

Die medizinische Anwendung der Beziehungen der Elemente zueinander in den Zyklen der Wandlungsphasen erklärt in einer genial einfachen Form die Entstehung mancher Folgekrankheiten, die wir in einer westlich analytischen Betrachtungsweise teilweise nicht erklären können. Sehr häufig allerdings sagt die westliche Medizin in anderen Worten das gleiche. In der östlichen Medizin ist die Sprache nur blumiger.

Beispiele:

Eine Nierenerkrankung mit Wasserretention führt zu Hochdruck im großen Kreislauf, das Linksherz wird belastet. Man sagt: die Niere bedroht das Herz, Wasser zerstört das Feuer. Eine Linksherzinsuffizienz führt zu Rückstau in der Lunge mit pulmonaler Hypertension. Das Herz bedroht die Lunge, das Feuer zerstört das Metall. Bei pulmonaler Hypertension wird das rechte Herz belastet, es kann zur Einflußstauung kommen, die Pfortader staut das Blut bei portaler Hypertension bis zur Leber zurück. Die Lunge bedroht die Leber, das Metall zerstört das Holz. Diese Beispiele zeigen, wie sich durch langjährige Beobachtung das Erklärungsmodell der Wandlungsphasen auch heute noch treffsicher mit den wissenschaftlichen Erklärungen deckt.

Auch in der Ernährungsphysiologie gibt es viele deckungsgleiche Empfehlungen. Bei einer Erkrankung mit Schwäche des Herzfunktionskreises, z.B. mit Bluthochdruck wird von salzigen Speisen abgeraten. Salz bindet Wasser, einige Menschen reagieren mit weiter steigendem Blutdruck darauf. In der chinesischen Medizin heißt es: Wasser (Salz) zerstört das Feuer (Herz). Salz soll demnach wiederum gemieden werden.

Bei Erkrankungen mit einer Schwächung des Leberfunktionskreises wird in der westlichen Medizin

AKUPUNKTUR IN DER PRAXIS
Antike Punkte

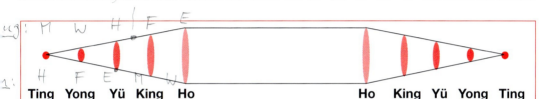

Abbildung 27. **Von der Quelle zum Meer, die Energiedichte der antiken Punkte**

punkt. Alle King-Punkte sind in der Nähe der Fuß- oder Handgelenke. Daher werden nun bei einigen Meridianen ein oder mehrere Punkte zwischen dem vorigen und dem vierten antiken Punkt liegen. Hier eignen sich Tabellen, in denen man die vierten antiken Punkte nachlesen kann. Die Yang-King-Punkte sind als Feuerpunkte indiziert bei z.B. Erkältungskrankheiten, ebenso beim Asthma als Leere-Krankheit und bei funktionellen Erkrankungen der Knochen und Muskeln. Feuer vertreibt die Kälte und das Wasser. Besonders bei Pseudoradikulärsyndromen sind die Yang-King-Punkte erfolgreich. Der King-Punkt wird mit einem Strom verglichen.

Ho-Punkte

Alle Ho-Punkte liegen im Bereich der großen Beugen, am Bein in Kniegelenksnähe, am Arm in Ellbogennähe. Damit sind sie bei Erkrankungen dieser großen Gelenke als Nahpunkte indiziert. Bei chronischen Gelenksproblemen werden Nahpunkte am Ort des Geschehens gestochen. Bei akuten Erkrankungen wählt man die entsprechenden Punkte der Gegenseite. Ebenso können die Ellbogen-Ho-Punkte der Achsenpartner als Fernpunkte für Kniegelenksprobleme homolateral gestochen werden. Auch umgekehrt werden die Ho-Punkte am Knie jeweils für die akuten Beschwerden am Ellbogen als Fernpunkte eingesetzt. Die Ho-Punkte der Yin-Meridiane sind Wasserpunkte. Daher können sie z.B. adjuvant bei der Therapie der trockenen Ekzeme verwendet werden. Die Ho-Punkte der Yang-Meridiane sind Erde-Punkte. Sie stärken die Mitte und werden für funktionelle Beschwerden an den Hohlraumorganen eingesetzt, das sind die Organe der Yang-Meridiane, man nennt sie auch Fu-Organe. Die den Yin-Meridianen zugeordneten Organe nennt man auch Zang-Organe. Ho-Punkte werden mit der Fließkraft des Meeres verglichen. Die Energie ist hier schon dispergiert. In dieser Form strömt die Energie weiter durch den gesamten Meridian, siehe Abb. 27.

Antike Punkte zum sedieren und tonisieren

Wer bisher den Sinn und Zweck der antiken Punkte so in etwa verstanden hat, dem wird es nun leichtfallen, selbst herauszufinden, welche Punkte in jedem Meridian die Sedierungspunkte oder die Tonisierungspunkte sind. Sie wissen, daß durch die Wandlungspha-

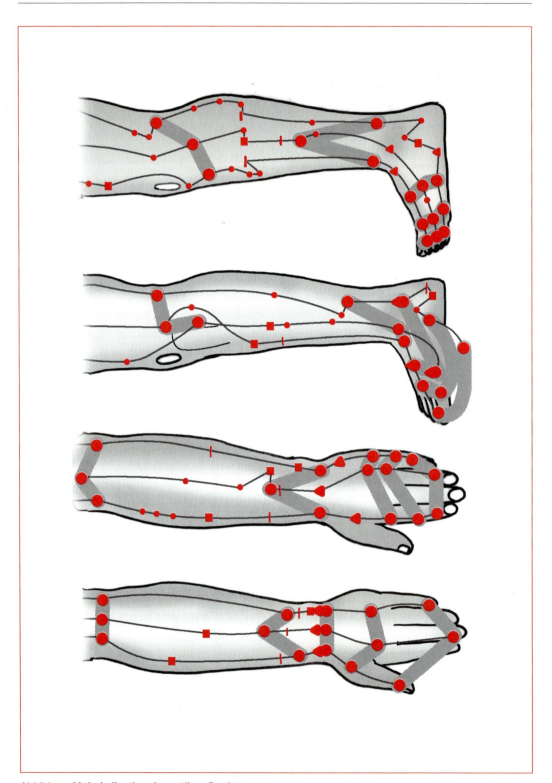

Abbildung 28. **Lokalisation der antiken Punkte**

Schonkost verordnet. Stark gewürzte Speisen sollen gemieden werden. Die chinesische Medizin sagt: Metall (scharf gewürztes) zerstört das Holz (Leber).

Für mich ist es in vielen Lebensbereichen immer wieder verblüffend, wie zutreffend die Aussagen in den Wandlungsphasen sind. Eine Patientin z.B. litt seit langer Zeit unter starken therapieresistenten Kopfschmerzen. Die Kopfschmerzen waren mitten auf dem Kopf etwas paramedian lokalisiert, sie imponierten vor allem durch starke Kälteempfindung. Die Kälte und die Lokalisation passen zur Wandlungsphase Wasser, der Blasenmeridian war betroffen. Die Pulsdiagnose, die Bauchdeckendiagnose nach Yamamoto und die Zungendiagnose zeigten eine Schwäche der Niere. Das Yang außen schützt das Yin innen. Es war also nicht verwunderlich, daß die Schwäche des Nierenfunktionskreises mit der Symptomatik auf dem Blasenmeridian einherging. Nach nur zwei Sitzungen waren alle Symptome verschwunden.

Es wurde die Niere tonisiert mit Moxa an Ni 7 und Ni 3 beidseits sowie Nadelakupunktur an Bl 23, dem Zustimmungspunkt der Niere.

Eine andere Patientin kam mit chronischer Bronchitis zu mir. Der Beginn der Erkrankung war etwa zeitgleich mit dem Suizid ihres Sohnes. Die Behandlung der Bronchitis unter anderem mit Lu 5 als Sedierungspunkt brachte sehr beeindruckend endlich die aufgestaute Trauer ans Tageslicht. Erst danach war es möglich, die Bronchitis erfolgreich zu behandeln.

Und so gibt es viele Beispiele, in denen die Kenntnisse der Wandlungsphasen und ihrer Zuordnungen die Verläufe der Krankengeschichten besser verständlich werden lassen.

4. Antike Punkte

Bei jedem Hauptmeridian werden fünf seiner Punkte als antike Punkte bezeichnet. Die antiken Punkte liegen immer im Bereich zwischen Fingerspitzen und Ellbogenregion oder zwischen Fußspitzen und Kniegelenksregion. Es wird erzählt, daß früher die Patienten nicht ganzkörperlich untersucht werden durften, nur die Arme vom Ellbogen an und die Beine vom Kniegelenk an wurden hinter einem Vorhang hervorgestreckt. Daher sollen die Akupunkturpunkte innerhalb dieser Region besonders gut erforscht worden sein. Wir wissen heute nicht, ob diese Überlieferung wirklich stimmt. Aber auch moderne Erfahrungen zeigen für die antiken Punkte sehr gute Wirksamkeit. Leider ist die Anwendung der Punkte nicht unbedingt einfach zu erlernen. Manche Akupunkteure verzichten daher auf diese guten Wirkungen. Ich kann jedem nur empfehlen, sich die kleine Mühe zu machen, dieses Kapitel gut durchzuarbeiten und die antiken Punkte danach zu benutzen. Ich gebe mir die größte Mühe, diese Thematik einfach darzustellen.

Jeder Meridian ist einer Wandlungsphase zugeordnet. Die gekoppelten Meridiane gehören immer zu der gleichen Wandlungsphase. Zum Feuer gehören die vier Meridiane Herz, Dünndarm, Pericard und 3Erwärmer, sonst werden immer zwei Meridiane einem Element zugeordnet. Jeder Meridian durchläuft innerhalb seiner antiken Punkte ebenfalls alle fünf Wandlungsphasen.

Ting-Punkt, siehe Abb. 26

Der peripherste Punkt eines jeden Meridians liegt fast immer in einem Nagelwinkel. Beim Nierenmeridian ist der peripherste Punkt unter der Fußsohle, beim Pericardmeridian liegt der peripherste Punkt an einer Fingerspitze. Man nennt die periphersten Punkte Ting-Punkte. Ob ein *Ting-Punkt* der erste oder der letzte Meridianpunkt ist, ergibt sich aus seinem Verlauf an der Extremität. Die Yin-Meridiane des Armes ziehen in den Arm hinein. Die Punkte an den Fingerspitzen sind also die letzen Meridianpunkte: Lu 11 im ersten Umlauf, He 9 im zweiten Umlauf und Pe 9 im dritten Umlauf. Die Yang-Meridiane des Armes beginnen an den Fingerspitzen, daher sind die Ting-Punkte die ersten Punkte: Di 1 im ersten Umlauf, Dü 1 im zweiten Umlauf und 3E 1 im dritten Umlauf. Am Bein sind die Ting-Punkte der Yang-Meridiane die letzten Punkte: Ma 45 im ersten Umlauf, Bl 67 im zweiten Umlauf und Gb 44 im dritten Umlauf. Für die Yin-Meridiane des Beines ist der Ting-Punkt jeweils der erste Punkt: Mi1 im

AKUPUNKTUR IN DER PRAXIS
Antike Punkte

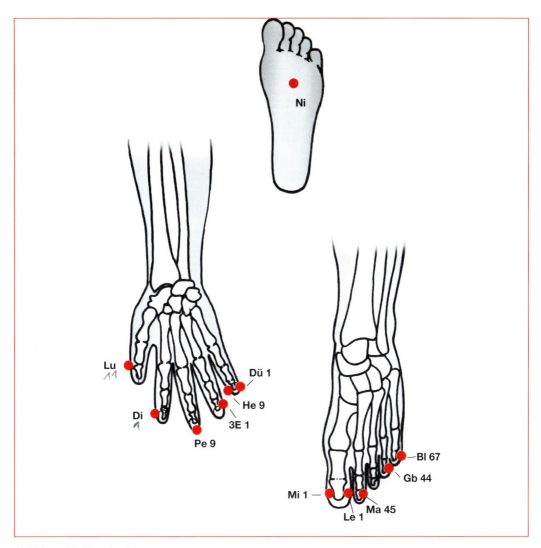

Abbildung 26. **Ting-Punkte**

ersten Umlauf, Ni 1 im zweiten Umlauf und Le 1 im dritten Umlauf. Es lohnt sich, die Ting-Punkte im Kopf zu wissen.

Alle Yang-Ting-Punkte entsprechen der Wandlungsphase Metall. Mit den Ting-Punkten kann also innerhalb eines Meridians der Charakter des Metalls gestärkt werden. Metall heißt Schärfe und auch Stärke. Die Ting-Punkte sind durch ihre Lokalisation sehr schmerzhaft. Ihre Anwendung ist den Notfällen vorbehalten. Sie sind sehr wirksam. Die Yin-Ting-Punkte werden immer dem Holz zugeordnet. Holz steht für Jugend, Temperament, Wut, Zorn, Wind, aufstreben und schneller Wechsel der Lokalisation. Der Holzcharakter wird durch die Ting-Punkte im Yin gestärkt. Die Yin-Ting-Punkte werden bei Winderkrankungen eingesetzt. Als Eselsbrücke können Sie sich merken: Yang=männliches Prinzip, engl. man – metall, Yin=weibliches Prinzip, engl. woman – wood (Holz). Alle Ting-Punkte verbessern die Gesamtströmung im Meridian. Sie werden daher auch bei Leere-Störungen eingesetzt. Der Ting-Punkt wird auch als Quelle bezeichnet. Bitte nicht mit Quellpunkt verwechseln. An dieser Stelle hat ein Meridian eine Fließkraft, die mit einer Quelle verglichen werden kann. Alle Fließenergie ist stark konzentriert. Was einer Quelle geschieht, macht sich im gesamten Fluß bemerkbar, siehe Abb. 27.

Yong-Punkt

Jeder zweitperipherste Punkt eines Meridians ist sein zweiter antiker Punkt. Nach den Wandlungsphasen wird dieser Yongpunkt im Yin dem Feuer und im Yang dem Wasser zugeordnet. Die Feuerpunkte können den gesamten Meridian erwärmen, die Wasserpunkte kühlen ihn ab. Bei Krankheiten, die mit Degenerationen einhergehen wird der Feuerpunkt mindestens ebenso die Symptomatik von innen heraus verbessern, wie die Wärmeanwendung es von außen vermag. Bei Entzündungen im Verlauf eines Meridians können die Kältepunkte, also die Wasserpunkte die Schmerzen lindern, ähnlich wie die Kälteanwendung es von außen kann. An den Yong-Punkten besitzt der Meridian die Fließkraft eines Baches. Die Energie ist nicht mehr ganz so stark konzentriert wie an seinem Ting-Punkt, dem Punkt der Quelle, sondern schon etwas dispergiert.

Yü-Punkte

Die drittperiphersten Punkte, nur beim Gallenblasenmeridian ist es der viertperipherste, sind die dritten antiken Punkte, die Yü-Punkte. Im Yin sind es die Erde-Punkte, welche die Feuchtigkeit im Meridian vermehren (Erde-Feuchtigkeit), im Yang sind es die Holz-Punkte. Sie können die Feuchtigkeit im Meridian bändigen (Holz bändigt die Erde) und sie können die Kälte im Meridian vermindern (Holz zehrt das Wasser). Am Yü-Punkt wird die Fließkraft des Meridians mit einem Fluß verglichen.

Bei den Yin-Meridianen ist der dritte antike Punkt mit dem Yuan-Punkt, dem Quellpunkt des Meridians identisch. Der Yuan-Punkt verstärkt sowohl den Tonisierungspunkt als auch den Sedierungspunkt, je nachdem, mit welchem der Punkte er kombiniert wird. Im Yang ist der Yuan-Punkt zwischen dem dritten und dem vierten antiken Punkt eingefügt. Es ist der numerisch direkt dem dritten antiken Punkt folgende, also der viertperipherste Punkt. Für den Gallenblasenmeridian ist es somit der fünftperipherste Punkt.

King-Punkt

Der vierte antike Punkt von jedem Meridian ist der King-Punkt. Im Yin ist es ein Feuerpunkt, im Yang ein Metall-

AKUPUNKTUR IN DER PRAXIS
Antike Punkte

sen in der Mutter-Sohn-Regel, also im hervorbringenden Zyklus ein Element das nächstfolgende stärkt. Holz tonisiert das Feuer, Feuer tonisiert die Erde usw. Im zehrenden Zyklus sediert das Sohn-Element jeweils das Mutter-Element. Das Holz sediert das Wasser, das Wasser sediert das Metall usw. So wird nun beispielsweise ein Metall-Punkt einen Wassermeridian tonisieren, denn Metall nährt das Wasser. In der Tabelle der Abb. 28 der antiken Punkte kann der Tonisierungspunkt an einem kleinen "t" erkannt werden. Der Blasenmeridian als Wassermeridian hat tatsächlich in seinem Metallpunkt Bl 67 (Ting-Punkt eines Yangmeridians, Yang-man-metall) den Tonisierungspunkt. Wählen Sie nun einen beliebigen Meridian. Welchem Element ist dieser Meridian zugeordnet? Sie finden die Antwort in der ersten waagerechten Zeile unter der Abkürzung des Meridians in der Tabelle der antiken Punkte der Abb. 29. Welches Element tonisiert, ist also Mutter dieser gefundenen Wandlungsphase? Die Antwort lesen Sie in der senkrechten Spalte, die den antiken Punkten zugeordnet ist. Sie haben den Tonisierungspunkt im Schnittpunkt gefunden. Den Sedierungspunkt suchen Sie beim Sohn-Punkt des Meridians. Alle Sedierungspunkte sind durch ein kleines „s" gekennzeichnet. Das Verständnis für diese Zusammenhänge hat meine Begeisterung für die Akupunktur noch vermehrt. Ich hoffe, Ihnen geht es ebenso.

Ein wichtiger Nachtrag muß noch angemerkt werden. Beim Nierenmeridian ist rein rechnerisch Ni 1 der Sedierungspunkt, denn Holz sediert das Wasser. Aus der Erfahrung heraus ist allerdings Ni 2 besser geeignet, den Nierenmeridian zu sedieren. Unter dem Fuß an Ni 1 ist sogar die Moxibustion möglich und eine erfolgreiche Methode, den Nierenmeridian in seiner Energetik zu verbessern. Es soll möglichst vermieden werden, den Nierenmeridian überhaupt zu sedieren, da die Niere auch die Erbenergie enthält, die niemals aufgefüllt werden kann. Nur bei einer Nierenkolik darf die Niere sediert werden, das ist die einzige Indikation. Allerdings haben wir bisher bei jeder Nierenkolik auch minde-

Di	Bl	Gb	Dü	3E	Ma	Yang		Yin	Le	He	Pe	Mi	Lu	Ni
Metall	Wasser	Holz	Feuer	Feuer	Erde				Holz	Feuer	Feuer	Erde	Metall	Wasser
1	67 t	44	1	1	45 s	Metall	Ting	Holz	1	9 t	9 t	1	11	1 s
2 s	66	43 t	2	2	44	7 Wasser	Yong	Feuer	2 s	8	8	2 t	10	2
3	65 s	41	3 t	3 t	43	Holz	Yü	Erde	3	7 s	7 s	3	9 t	3
4	64	40	4	4	42		Yuan	3	7	7	3	9	3	
5	60	38 s	5	6	41 t	Feuer	King	Metall	4	4	5	5 s	8	7 t
11 t	40	34	8 s	10 s	36	Erde	Ho	Wasser	8 t	3	3	9	5 s	10

Abbildung 29. **Tabelle der antiken Punkte.**

stens spasmolytische Medikamente mit dazu eingesetzt, das will ich fairerweise realistisch anmerken. Bei einer Nierenkolik wird sicher niemand experimentieren wollen.

Steuerungspunkte

Jeder Meridian und sein Funktionskreis wird durch verschiedene Steuerungspunkte beeinflußt.

Tonisierungspunkt

Jeder Meridian hat einen Tonisierungspunkt. Er liegt immer auf diesem Meridian selbst. Es ist nach den Wandlungsphasen der Mutterpunkt innerhalb der antiken Punkte. Durch den Tonisierungspunkt wird der Energiefluß des Meridians beschleunigt. Der Tonisierungspunkt stärkt die geschwächte Energie.

Sedierungspunkt

Jeder Meridian hat einen Sedierungspunkt. Er liegt ebenfalls immer auf diesem Meridian selbst. Es ist nach den Wandlungsphasen der Sohn-Punkt innerhalb der antiken Punkte. Durch den Sedierungspunkt wird die gestaute Meridianenergie abgeleitet. Der Sedierungspunkt entlastet die gestaute Fülle eines Meridians.

5. Nadeltechnik

Nadeltechnik des Sedierens und Tonisierens

Hier bestehen meist große Probleme des Verständnisses, denn die tonisierende Technik ist diejenige, die mit sanfter Stimulation einhergeht. Die Nadeln sollen vorsichtig und möglichst schmerzarm eingesetzt werden, während der Sitzung wird keine Manipulation an der Nadel vorgenommen, nach dem Ziehen der Nadel wird die Einstichstelle z.B. noch etwas nachmassiert. Die Richtung der Nadelspitze zeigt in die Meridianfließrichtung. Die Nadeln werden zum Tonisieren längere Zeit belassen, zwischen 20 und 40 min.

Zum Sedieren wird eine gröbere Technik benutzt, es finden dickere Nadeln Verwendung, der Einstich erfolgt in die Gegenrichtung zum Meridianfluß. Während der Sitzung werden die Nadeln nochmals stimuliert mit Hebe-Senk- oder Rolldrehtechnik. Das heißt, die Nadel wird wie mit kleinen stochernden Bewegungen auf und ab geführt, sowie mit kleiner Drehbewegung um die eigene Achse gerollt. Nie darf ein ganzer Kreis dadurch beschrieben werden, denn falls sich eine Nadel mit dem Gewebe verhakt, so reißt dieses bei zu heftiger Drehbewegung und hinterläßt Mikrotraumen, die nicht erwünscht sind.

Für mich ist es immer leichter, mir vorzustellen, wen ich tonisieren soll. Das sind die geschwächten Patienten, also verkraften sie nur leichtere Reize. Die Fülle-Patienten müssen sediert werden, diese verkraften auch kräftige Reize.

Das Nadelmaterial

Hier hat jeder Therapeut seine eigenen Vorstellungen, manche bevorzugen dicke Nadeln, manche wählen lieber lange Nadeln. Einige Therapeuten glauben, man muß immer einen starken Schmerzreiz durch die Akupunktur ausüben, damit das de-Qui-Gefühl ausgelöst wird.

Ich selbst bevorzuge eine eher verbraucherfreundliche Nadelauswahl. Ich achte auf sehr guten Anschliff, auf die Beschichtung der Nadel, damit sie schmerzarm eingesetzt werden kann und auf die gute Handhabung.

Im Laufe meiner Erfahrung von nunmehr etwa 18 Jahren Akupunkturpraxis sind mir besonders drei Nadeltypen unentbehrlich geworden. Für sehr empfindliche Patienten, im Gesichtsbereich und bei Kindern bevorzuge ich neben der Laseranwendung die rote Führungsröhrchennadel von Seirin. Sie findet in meiner Patientenschaft viele

Freunde. Sie ist von der Länge her auch für einige Punkte einsetzbar, die tiefer gestochen werden sollen, ohne weh zu tun.

Für die Handakupunktur, an vielen Ohrpunkten und ebenso an oberflächlichen Akupunkturpunkten ist die Kyronadel von Herrn Nawrot eine sehr angenehme, schmerzlose und komplikationslose Nadel. Ich habe bisher ausschließlich gute Erfahrungen damit gemacht.

Für alle anderen Punkte am Körper benutze ich seit einigen Jahren die relativ neue Asiamed-Nadel Nr. 212, sie ist recht kurz, liegt besonders gut in der Hand und läßt sich an fast allen Körperakupunkturpunkten schmerzarm bis schmerzlos einsetzen. Viele der Patienten, die schon vorher mit anderen und billigen Nadeln auswärts akupunktiert worden sind, bestätigen mir den sehr großen Unterschied und sind begeistert von der Tatsache, daß die Akupunktur fast oder überhaupt nicht mehr weh tut. Besonders der gute Anschliff dieser Nadel ist hervorragend. Mir ist immer wichtig, daß eine Nadel einen Pastikgriff aufweist oder per Applikator einzusetzen ist, falls nicht die Nadelmoxibustion durchgeführt werden soll. Diese „Isolierschicht" schützt mich vor zur schnellem eigenen energetischen Verlust. Meine Erfahrungen mit nicht isolierten, wenn auch viel billigeren Nadeln, sind teilweise sehr beeindruckend negativ verlaufen. Ich war deutlich mehr müde, es ist, als ob die Patienten meine eigene Energie verbrauchen mit Hilfe der Nadeln. Vielleicht werden solche subjektiven, aber immer wieder bestätigten Erfahrungen eines Tages meßbar. Bei der Asiamed-Nadel habe ich dies noch nie erlebt. Die Erfolge der Akupunktur sind eher von der exakten Punktlokalisation abhängig als von der Tiefe, der Dicke und der Schmerzhaftigkeit der Nadelapplikation. Das de-Qui-Gefühl ist nach einer kurzen Zeit deutlich spürbar, auch wenn die Nadel nicht in einer größeren Tiefe mit der Nadelspitze zu liegen kommt. Die Patienten beschreiben es dann als eher dumpfes und angenehmes Gefühl, genau, wie es sein soll, ohne durch Nervenreizungen direkt zu einem teilweise recht heftigen Schmerz zu kommen. Meine Patienten danken mir das sehr, die Therapieerfolge geben mir recht. Ich kann also jedem Kollegen nur raten, mehr die Patientenfreundlichkeit und die Erfolge in den Vordergrund zu setzen und weniger die angeblich nötigen Schmerzen, die eine Akupunktur nun mal eben auslösen soll. Hier zu sparen, heißt im Endeffekt, die Patienten werden sich auf die Dauer Ihre Therapie ersparen.

6. Steuerungspunkte

System der Luo-Punkte (auch Lo-Punkt genannt) und der Yuan-Punkte

Man nennt die Verbindung des Luo-Punktes eines Meridians mit dem Yuan-Punkt des gekoppelten Meridians eine *Transversalverbindung*. Auf jedem Meridian liegt ein Luo-Punkt und ein Yuan-Punkt. Der Yuan-Punkt ist bei Yin-Meridianen identisch mit dem dritten antiken Punkt und immer auch gleichzeitig der drittperipherste Punkt eines Meridians. Bei Yang-Meridianen ist der Yuan-Punkt zwischen dem dritten und dem vierten antiken Punkt eingefügt. Es ist mit einer Ausnahme der viertperipherste Punkt, nur beim Gallenblasenmeridian ist es der fünftperipherste.

Ausgleich der Fülle von außen nach innen oder umgekehrt

Der Luo-Punkt bildet zusammen mit dem Yuan-Punkt des gekoppelten Meridians ein System. Den Luo-Punkt nennt man auch Durchgangspunkt. Er hat gute Wirksamkeit beim Ausgleich von Fülle in Schmerzgebieten. Die Fülle bei z.B. ausstrahlenden Schmerzen kann in mehrere Richtungen abgeleitet werden. Die Luo-Punkte zusammen mit den Yuan-Punkten bieten sich an, die Fülle eines Meridians auf den gekoppelten Meridian abzuleiten. Hierbei handelt es sich um eine außen-innen-Richtung oder umgekehrt. Es kommt zu einem Yin-Yang-Ausgleich. Es wird dazu nach Kitzinger der Luo-Punkt der Schwäche gestochen und mit dem Yuan-Punkt des Fülle-Meridians verbunden. Nach Bischko soll man es genau andersherum machen. Beide Möglichkeiten sind wirksam.

Ausgleich der Fülle von oben nach unten oder umgekehrt

Nun kann der Luo-Punkt der Schwäche allerdings auch für den Ausgleich von oben nach unten oder umgekehrt genutzt werden. Dazu wird der Lo-Punkt des Achsenpartners homolateral gestochen. Die Achsenpartner sind der Tabelle mit den Umläufen zu entnehmen in Abb. 4.

Ausgleich der Fülle von links nach rechts oder umgekehrt

Dazu wird die Gegenseite zunächst als Seite der relativen Schwäche bezeichnet. Der Fülle-Meridian der Schmerzseite führt zum gleichen Meridian auf der Gegenseite. Hier wird der Luo-Punkt ebenfalls als Luo-Punkt der Schwäche gestochen. Manchmal bringt das allein schon eine recht gute Schmerzlinderung.

Ausgleich der Fülle nach der Mittag-Mitternachtsregel

Dazu wird in der Organuhr zunächst der Oppositionspartner festgestellt, der dem betroffenen Fülle-Meridian diametral gegenübersteht. Man kann auch nach den Maximalzeiten 12 Stunden weiterrechnen oder nach den Umläufen sechs Meridiane weiterzählen. Bei ausstrahlenden Schmerzen innerhalb eines Meridians wird nun homolateral der Luo-Punkt dieses Oppositionspartners gestochen. Man nennt das *„grand piqure"*, wenn der Luo-Punkt des Oppositionspartners dann auch noch auf der Gegenseite gestochen wird. Diese Technik ist einfach und logisch, allerdings nicht leicht zu begreifen. Die Organuhr finden Sie im Anschluß an das Kapitel der Steuerungspunkte.

Siehe Seite 83

Xi-Cleft-Punkte

Man nennt sie auch Xi-Punkte oder Spalt-Punkte oder Akut-Punkte. Jeder Meridian hat einen Xi-Cleft-Punkt auf dem eigenen Meridian. Es sind Punkte, die meist in einer kleinen Delle zu finden sind. Sie werden eingesetzt bei akuten Beschwerden im Verlauf des Meridians oder bei akuten Beschwerden in dem dazugehörigen Organ.

Mu-Punkte

Mu-Punkte sind Alarmpunkte. Es gibt für jeden Funktionskreis einen Alarmpunkt, allerdings liegt dieser nicht immer auf dem eigenen Meridian. Nur der Lungen-, der Leber- und der Gallenblasenmeridian beherbergt seinen Alarmpunkt auf dem eigenen Meridian: Lu 1, Le 14 und Gb 24 sind diese Mu-Punkte. Ansonsten befinden sich die Alarmpunkte auf anderen Meridianen. Allein auf dem Konzeptionsgefäß Ren-Mei sind sechs Alarmpunkte zu finden. Kg 3 für den Blasenmeridian, Kg 4 für den Dünndarmmeridian, Kg 5 für den 3Erwärmermeridian als Gesamtmeridian KG 7 für den unteren 3E, KG 12 für den mittleren 3E und KG 17 für den oberen 3E, Kg 12 ebenfalls für den Magenmeridian, Kg 14 für den Herzmeridian und Kg 17 ebenfalls für den Pericardmeridian. Des weiteren liegt der Dickdarmalarmpunkt bei Ma 25, der Milzalarmpunkt bei Le 13 und der Nierenalarmpunkt bei Gb 25. Alle Alarmpunkte liegen auf der Rumpfvorderseite und sie sind segmental geordnet, d.h. der Lungenalarmpunkt liegt beispielsweise mehr cranial wie der Gallenblasenalarmpunkt, wie auch die Lunge als Organ weiter cranial liegt als die Gallenblase. Der Blasenalarmpunkt liegt am weitesten caudal. Alarmpunkte haben diagnostische und therapeutische Bedeutung. Bei einem Alarmpunkt kann Spontan- oder Druckschmerzhaftigkeit einen Hinweis auf eine Störung im dazugehörigen Meridian geben. Der Alarmpunkt wird auch genadelt. Alle Punkte im Thoraxbereich dürfen wegen der Pneumothoraxgefahr nur tangential gestochen werden. Meist wird der Alarmpunkt zu-

AKUPUNKTUR IN DER PRAXIS
Steuerungspunkte

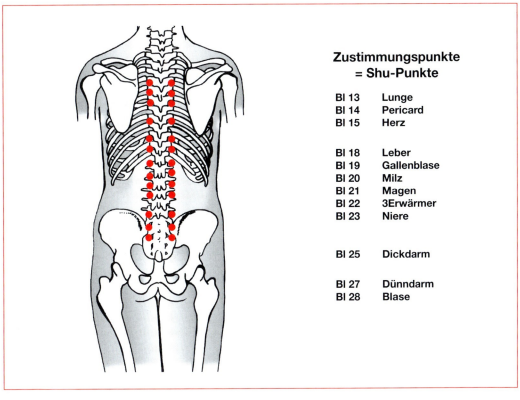

Zustimmungspunkte = Shu-Punkte

Bl 13	Lunge
Bl 14	Pericard
Bl 15	Herz
Bl 18	Leber
Bl 19	Gallenblase
Bl 20	Milz
Bl 21	Magen
Bl 22	3Erwärmer
Bl 23	Niere
Bl 25	Dickdarm
Bl 27	Dünndarm
Bl 28	Blase

Abbildung 30. **Alarmpunkte und Zustimmungspunkte**

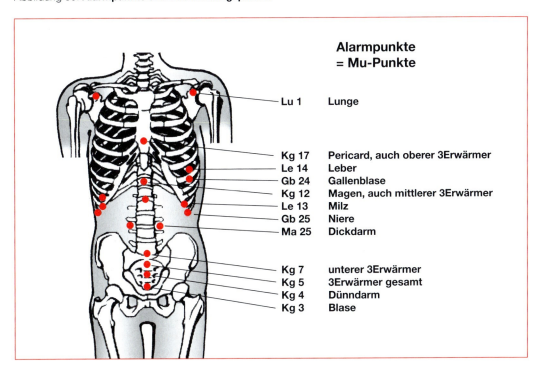

Alarmpunkte = Mu-Punkte

Lu 1	Lunge
Kg 17	Pericard, auch oberer 3Erwärmer
Le 14	Leber
Gb 24	Gallenblase
Kg 12	Magen, auch mittlerer 3Erwärmer
Le 13	Milz
Gb 25	Niere
Ma 25	Dickdarm
Kg 7	unterer 3Erwärmer
Kg 5	3Erwärmer gesamt
Kg 4	Dünndarm
Kg 3	Blase

sammen mit dem Zustimmungspunkt auf dem Rücken gestochen. Man nennt diese Therapieform die *Shu-Mu-Technik*. Rein praktisch wird dazu der Patient entweder in Seitenlage positioniert oder er wird teilweise im Sitzen genadelt. Dabei besteht eine relative Verletzungsgefahr, sollte der Patient während der Akupunktursitzung z.B. kollabieren. Eine gute Möglichkeit ist es, die Shu-Punkte auf dem Rücken tangential von außen nach innen zu stechen, dann die Nadeln mit einem Pflaster darüber festkleben. Der Patient kann nun auf dem Rücken auf seinen Nadeln liegen, die Mu-Punkte auf der Rumpfvorderseite werden danach in Rückenlage gestochen. Alle Mu-Punkte sind in Abb. 30 dargestellt.

Shu-Punkte

Shu-Punkte sind die Zustimmungspunkte. Jeder Meridian hat einen Zustimmungspunkt. Alle Shu-Punkte liegen segmental geordnet auf dem medialen Ast des Blasenmeridians. Auch die Shu-Punkte haben diagnostische und therapeutische Bedeutung. Bei der sanften Palpation der Punkte findet man Gelosen, Verquellungen oder Gewebelücken, in die man sozusagen hineinfällt. Das ist ein Hinweis für eine Störung in dem dazugehörigen Meridian. Es ist so, als ob an den Alarmpunkten zuerst eine Störung angezeigt wird wie bei einem Alarmlämpchen. Der Punkt meldet " Achtung, Achtung in diesem Meridian ist etwas nicht in Ordnung! Bitte mal nachsehen" Der Zustimmungspunkt auf dem Rücken gibt dann auch so etwas wie Alarm, als ob er verkündet: „Genau, das wollte ich auch gerade sagen". Er stimmt dem Alarmpunkt zu.

Die Shu-Mu-Technik für ein Organsystem führt zu einer segmentalen energetischen Durchflutung eines Organs. Man spricht von hinten-vorn-Durchströmung. Bei Schwäche-Störungen eines Organsystems können durch Moxibustion als Shu-Mu-Technik energetische Defizite ausgeglichen werden.

Untere einflußreiche Punkte = He-Punkte

Es gibt sie nur für Yang-Meridiane. Sie liegen alle sechs am Bein. Für die Yang-Meridiane des Beines sind sie identisch mit den Ho-Punkten, also mit dem fünften antiken Punkt:

für den Magen-Meridian	Ma 36
für den Gallenblasen-Meridian	Gb 34
für den Blasen-Meridian	Bl 40

Die He-Punkte für die Yang-Meridiane der oberen Extremität liegen auf dem Magen-Meridian und auf dem Blasen-Meridian:

für den Dickdarm-Meridian	Ma 37
für den Dünndarm-Meridian	Ma 39
für den 3Erwärmer-Meridian	Bl 39

Bagang

Dieser Begriff beinhaltet die acht diagnostischen Leitkriterien, unter denen in der traditionellen chinesischen Medizin vorgegangen wird, um eine Krankheit zu erfassen:

AKUPUNKTUR IN DER PRAXIS
Steuerungspunkte

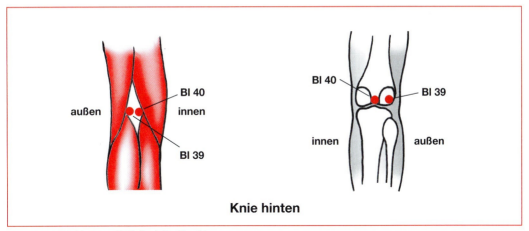

Abbildung 34. **Untere einflußreiche Punkte**

außen	innen	Wo spielt sich die Krankheit ab?
Fülle	Schwäche	Wie fühlt sich der Patient?
Hitze	Kälte	Wie fühlt sich der Patient an?
Yang	Yin	Welcher Art ist die Krankheit?

Um diese Fragen zu beantworten braucht man schon einige Erfahrung. Wenn man immer so systematisch vorgeht, wird man schneller den Charakter einer Erkrankung erfassen.

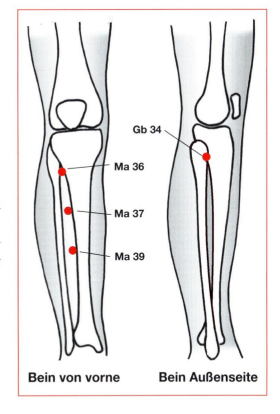

Antike Meisterpunkte

Schon seit langer Zeit werden für bestimmte Gewebe besonders wirksame Punkte beschrieben. Man nennt sie Meisterpunkte. Es gibt acht Meisterpunkte:

für alle Yin-Meridiane, auch Stoffwechselmeisterpunkt genannt	Le 13
für alle Yang-Meridiane	Kg 12
für die Atmung	Kg 17
für das Blut	Bl 17
für das Knochenmark	Gb 39
für die Knochen	Bl 11
Für Muskeln und Sehnen, auch Meisterpunkt der Gelenke genannt	Gb 34
Für die Gefäße	Lu 9

Weitere Meisterpunkte

Es wurden weitere sehr wirksame Punkte für den Einsatz der Eine-Nadel-Technik herausgefunden. Oft reicht es bei der angegebenen Diagnose, nur diesen einem Punkt zu stechen.

bei Halsschmerzen:	Lu 11
bei Zahnschmerzen:	Di 1
bei Schmerzen in der oberen Körperhälfte, besonders vorn:	Di 4
bei Schmerzen der oberen Extremität:	Di 15
bei Heiserkeit:	Ma 10
bei Magenschmerzen:	Ma 36
bei unspezifischer Diarrhoe:	Ma 37, Mi 4
bei Schulterschmerzen:	Ma 38
bei Beschwerden im gynäkologischen Raum:	Mi 6
bei Schlafstörungen, zur Sedierung:	He 7, Bl 62, Ni 6
bei Spasmen:	Dü 3, Le 2, Le 3
bei klimakterischen Beschwerden:	Bl 31
bei Hautkrankheiten: Di 4/11, Lu 7,	Bl 40
bei Schmerzen von S1 ausgehend: MP 10	Bl 58
bei vasculären Kopfschmerzen	3E 4
bei Extremitätengelenkschmerzen:	3E 5, Gb 41

Atemwege: Bl 13/17, Lu 1, Ren 17

Reunionspunkte

Das sind Punkte an denen sich energetische Einflüsse treffen, von denen aus man mehrere Meridiane erreichen kann:

an Lg 14 treffen sich alle Yang-Meridiane
an Lg 20 treffen sich alle Yang-Meridiane
an Le 13 treffen sich alle Yin-Meridiane
an Mi 6 treffen sich die drei Yin-Meridiane des Beines, er ist auch Gruppen-Lo-Punkt
an Pe 6 treffen sich die drei Yin-Meridiane des Armes, er ist auch Gruppen-Lo-Punkt
an Gb 39 treffen sich die drei Yang-Meridiane des Beines, er ist auch Gruppen-Lo-Punkt
an 3E 8 treffen sich die drei Yang-Meridiane des Armes, er ist auch Gruppen-Lo-Punkt

7. Organuhr

Jeder Hauptmeridian ist zu allen 24 Stunden des Tages energetisch durchströmt. Nur die Strömungsdichte ist über den Tag verteilt unterschiedlich. Jeder Meridian hat eine ganz bestimmte individuelle Zeit, zu der er die höchste energetische Dichte hat, das gilt etwa für zwei Stunden. In dieser Zeit spricht man von *Maximalzeit*. Genau um 12 Stunden versetzt ist dieser Meridian in einer energetischen Ruhephase, er wird geringer durchströmt, man spricht von *Minimalzeit*. Die jeweiligen Zeiten sind aus einer Tabelle zu entnehmen wie in Abb. 31, oder man kann sie ableiten. Der Lungenmeridian hat morgens zwischen drei und fünf Uhr seine Maximalzeit. Danach zwischen fünf und sieben Uhr ist die Maximalzeit des Dickdarms. Im Sinne der Umläufe folgen die Maximalzeiten von Magen, Milz usw. in einem jeweiligen Abstand von immer zwei Stunden. Die Organuhr hat sowohl diagnostische als auch therapeutische Bedeutung. Manche Patienten berichten von bestimmten Tages- oder Nachtzeiten, an denen es ihnen immer schlecht ergeht, sie fühlen sich unwohl, sie wer-

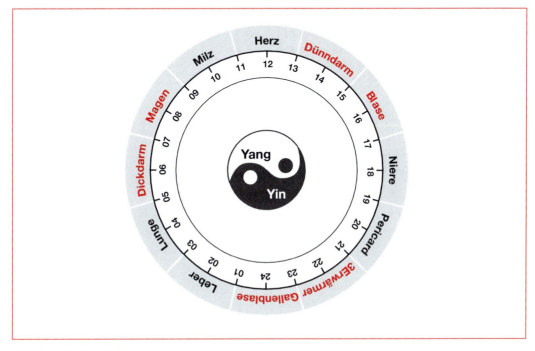

Abbildung 31. **Organuhr**

den von Übelkeit belästigt oder sie sind unerklärlich schwach. Der TCM-Therapeut fragt sich nun: „Welcher Meridian hat nun seine Minimal- und welcher seine Maximalzeit?" Der in Maximalzeit befindliche Meridian kann die Beschwerden verursachen, weil er dieses Energiemaximum nicht aufbringen kann, das wäre dann ein Schwächesymptom. Der in Minimalzeit befindliche Meridian kann ebenfalls für die Beschwerden verantwortlich sein, wenn er seine Ruhephase nicht halten kann, weil er sich in einem Füllezustand befindet. Hier wäre es ein Zeichen für energetischen Stau.

Zum Beispiel kommt es vor allem in den frühen Morgenstunden vermehrt zu Asthmaanfällen. Asthma geht einher mit einer energetischen Schwächung des Lungenmeridians. Dieser kann zu seiner Maximalzeit dann nicht mehr die erforderliche Maximalenergie aufbringen, so kommt es zu Symptomen. Mit anderen Worten sagt die Schulmedizin das gleiche: zu dieser frühen Morgenstunde ist der Vagotonus hoch, die Engstellung der Alveolen kann bei disponierten Personen die Spastik auslösen.

Unsere Erfahrungen in der Praxis zeigen, daß im europäischen Raum meist die Maximal- und Minimalzeiten um etwa bis zu zwei Stunden verschoben sind, dann beginnt es mit der Maximalzeit der Lunge erst um fünf Uhr morgens. Weiter als um diese zwei Stunden werden im Allgemeinen die Zeiten der Organuhr nicht verschoben.

Der therapeutische Nutzen der Organuhr ist bei der Tonisierung und der Sedierung zu finden. Während und bis zu zwei Stunden vor seiner Maximalzeit läßt sich ein Meridian besonders gut tonisieren. Nach seiner Maximalzeit spricht ein Meridian besonders auf Sedierung an. Das Prinzip ist leicht verständlich, praktisch allerdings schwer umsetzbar, nachts mache ich z.B. keine Hausbesuche, nur um einen Meridian zu seiner besten Zeit zu erwischen. Wenn es praktikabel ist, nehme ich auf die Organuhr Rücksicht, sonst nicht.

8. Öffnungen der Meridiane an Sinnesorganen

Jeder Meridian öffnet sich an einer Köperöffnung am Kopf, in besonderem Maße alle Yin-Meridiane. Lungen- und Dickdarm-Meridian öffnen sich an der Nase. Tatsächlich können Sie beobachten, daß Patienten mit Darmdysbiosen häufig um die Nase herum zu Pickeln und unreiner Haut tendieren. Magen- und Milz-Meridian öffnen sich am Mund. Die steilgestellten Falten auf den Lippen weisen auf eine Milz-Schwäche hin. Herz-, Dünndarm-, Pericard- und 3Erwärmer-Meridian, die Feuer-Meridiane öffnen sich an der Zunge. Schon der Volksmund spricht davon, daß man sein Herz auf der Zunge trägt. Die gerötete Zungenspitze zeigt die Fülle im Herz-Meridian an. Die Wassermeridiane Blase und Niere haben Bezug zum Ohr. Als ich zum ersten Mal hörte, daß die Niere sich im Ohr öffnen soll, fand ich die bis dahin schon schwer verständliche Akupunkturlehre nun aber wirklich ganz absurd. Ich habe meine Scherze damit gemacht, daß dann ja wohl Ohrenschmalz in Wirklichkeit Pipi sein müßte. Ich habe eine gesamte Vorlesung herrlich gestört, aber alle haben wir herzhaft darüber gelacht. Die Verbindung zwischen der Niere und dem Ohr habe ich nie mehr vergessen können. Und nun kann ich es selbst beobachten, daß Patienten mit Ohrenerkrankungen sehr häufig unter einer energetischen Schwäche der Niere leiden. Am Auge öffnet sich das Holz (Holzauge sei wachsam!) mit dem Leber- und dem Gallenblasen-Meridian. Lebererkrankungen mit erhöhtem Bilirubinspiegel können an den Skleren zuerst erkannt werden. Die jeweiligen Körperöffnungen sind auch der Tabelle (Akupunkturfahrplan) zu entnehmen.

9. Pulstastung

Ein westlicher Arzt wird nicht gleich seine gesamte Diagnosestellung bei der Begegnung mit Patienten auf TCM-Methoden umstellen. Meist braucht es einige Zeit, bis man sich an so etwas wie Pulsdiagnose herantraut. Da gibt es Sprüche wie: „Du wirst das sowieso erst durch 20 Jahre lange Erfahrung beherrschen." oder „Das ist viel zu subjektiv und ungenau." und „Da kann ich nicht dran Glauben". Das müssen Sie auch gar nicht. Sie sollen nicht von Anfang an Experten sein und Sie können durchaus nachvollziehbare Ergebnisse schon am ersten Tag erzielen. Warum die Pulse an den bestimmten Pulstaststellen Auskunft über die Meridiane geben können, das kann heute noch niemand beantworten, aber daß Sie damit gute Hinweise über Fülle oder Schwäche in bestimmten Meridianen erhalten, werden Sie sehr schnell schätzen lernen.

Der Patient streckt Ihnen seine beiden Arme entgegen. Seine Handflächen sind oben, die Daumen sind außen. Seine Hände sollen in etwa in Herzhöhe sein, also evtl. Unterlagen schaffen. Die Punkte Lu7, Lu 8 und Lu 9 werden beidseits ertastet. Der Punkt Lu 7 zur Pulstastung liegt nicht auf der Radialiskante, wie der zu stechende Punkt Lu 7, sondern er wird in der Radialisrinne über der a.radialis getastet. Am besten spielt man erst einmal mit den Pulsen. Jeder entwickelt seine eigene Methode. Ich prüfe zunächst, ob ich überhaupt deutlich den Puls tasten kann. Dann konzentriere ich mich darauf, ob im oberflächlichen Aspekt bei weniger tiefer Tastung die Pulsationen stärker oder schwächer sind als bei tieferer Tastung. Dann erst gehe ich Punkt für Punkt vor. Ich taste mit meinem Ringfinger der rechten Hand zunächst die Stelle Lu 7 am linken Patientenarm. Hier erhalte ich Auskunft über den Zustand des Nieren- und Blasen-Meridians der Wandlungsphase Wasser. Die Yang-Pulse werden immer oberflächlich ertastet, für die gekoppelten Yin-Pulse muß man etwas tiefer palpieren. Die beiden Wasserpulse sind meist weniger gut zu ertasten. Teilweise deutet das darauf hin, daß der Patient zu wenig getrunken hat. Nachdem der Patient ausreichend z.B. Wasser getrunken hat, tastet man die Wasser-Pulse auch besser. Die Schwäche des Nierenpulses ist immer ein ernstes Schwäche-Zeichen. Ich arbeite dann auf mich zu. Die nächste Pulstaststelle finde ich unter meinem Mittelfinger an dem Punkt Lu 8 des linken Patientenarmes. Wasser wird zu Holz. Hier finde ich die Pulse für den Leber- und den Gallenblasen-Meridian. Leber wird tiefer ertastet, Gallenblase als Yang oberflächlicher. Danach tastet mein rechter

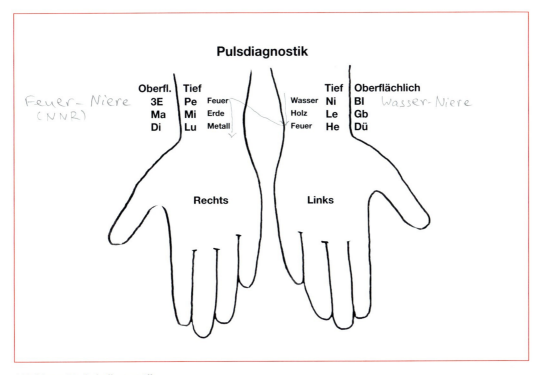

Abbildung 32. **Pulsdiagnostik**

Zeigefinger die Stelle Lu 9 am linken Patientenarm. Holz wird zu Feuer. Zunächst finde ich hier die Feuermeridiane Herz und Dünndarm. Am anderen Arm finde ich über dem rechten Lu 7 Punkt mit meinem linken Ringfinger die Meridiane Pericard und 3Erwärmer. Diese Stelle wird auch teilweise Yang-Niere genannt. Damit ist die Nebenniere gemeint mit ihrem Einfluß auf die Durchblutung über die Katecholamine, das entspricht in etwa der Funktion von Pericard und 3Erwärmer. Über der rechten Hand bei Lu 8 wird mit meinem linken Mittelfinger Magen und Milz getastet, denn Feuer wird zu Erde. Lu 9 rechts gibt unter meinem linken Zeigefinger Auskunft über Lunge und Dickdarm, denn Erde wird zu Metall.

Hauterkrankungen zeigen sich z.B. sehr treffsicher an der meist verminderten Pulsation der Lunge und Dickdarm Pulstaststelle. Das Vorgehen nach den Wandlungsphasen macht die Pulsdiagnose recht übersichtlich. Nach ein wenig Übung kann zumindest die Frage nach Fülle oder Schwäche in einem Meridian sehr schnell beantwortet werden. Viele Zweifler konnten sich schon selbst davon überzeugen, wenn sie es einfach nur nachgemacht haben.

Aus der Pulsdiagnose ergibt sich auch die Ehepartnerregel. Solche Meridiane, die bei der Pulstastung an analogen Stellen stehen, haben eine Beziehung zueinander. Z.B. Dickdarm und Dünndarm oberflächlich an Lu 9, oder beispielsweise Leber und Milz bei Lu 8 im tiefen Aspekt. Für Ehepartner gilt es, daß sie annähernd gleich stark sein sollen. So kann bei einer Fülle eines Meridians auch zum Ehepartner abgeleitet werden, wenn alle Bemühungen vorher nicht ausreichend Schmerzfreiheit bringen konnten. Diese Regel wenden nur wenige Therapeuten an, dennoch lohnt es sich, eine Reserverichtung zusätzlich zu kennen, wenn man energetischen Ausgleich schaffen will. Auch die Ehepartnerregel ist eine Oppositionsregel.

10. Zungendiagnostik

In diesem Thema kann man wahrscheinlich recht weit fortschreiten und gute Kenntnisse erwerben. Die Diagnostik wird dadurch bereichert. Ich beurteile an der Zunge nur wenige Kriterien: den Zungenkörper mit den topographischen Zuordnungen und Färbungen sowie Form und Fülle der Zunge, und den Zungenbelag mit seiner Farbe und Menge.

Die Zunge selbst wird dem Feuer zugeordnet. Die große Zunge weist auf Schwellung und Wasseransammlung hin, ist also ein Milz-Zeichen. Risse oder Auffälligkeiten am Zungenkörper selbst interpretiere ich topographisch zugeordnet. Zahneindrücke seitlich können auf Störungen der Gallenblase oder der Leber hinweisen, sie deuten Fülle an. Die Farbe der Zunge gibt Auskunft über Hitze und Kälte. Je mehr die Zunge blaß ist, desto mehr ist das ein Kältezeichen. Die komplette Rötung ist ein Hitzezeichen. Isolierte Farbveränderungen werden wieder topographisch zugeordnet.

Der Zungenbelag zeigt Fülle- und Schwächezeichen. Viel Belag ist Hinweis für gestaute Energie, wenig oder fehlender Belag deutet Schwäche an.

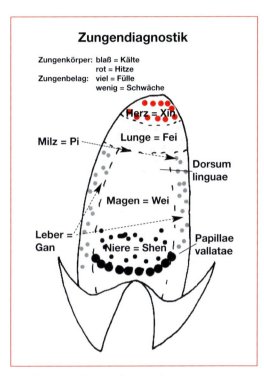

Abbildung 33. **Zungendiagnostik**

Die Farbe des Belages kann hell oder dunkler sein. Je dunkler der Belag ist, desto weiter ist die energetische Störung fortgeschritten.

Weitere Interpretationsmöglichkeiten sind speziellen Fortbildungen und Lehrbüchern zu entnehmen.

11. Therapeutische Regeln für Akuterkrankungen und chronische Krankheiten

Ein Gesetz der Akupunktur fordert: *Je akuter die Beschwerden, desto ferner die Akupunktur.* Man bevorzugt bei akuten Geschehen die Fernpunkte, entweder auf dem betroffenen Meridian weiter weg, oder auf dem Achsenpartner oder metamer an einer analogen Körperstelle. Als Fernpunkte werden Akupunkturpunkte dann bezeichnet, wenn sie distal vom Ellbogen oder distal vom Kniegelenk liegen. Für Beschwerden genau innerhalb dieser Bereiche weicht man für Fernpunkte dann auf die Gegenseite aus oder nutzt die Metamerie: von den Fingern zu den Zehen, von der Hand zum Fuß, vom Ellbogen zum Knie oder umgekehrt. Auch von der Schulter zur Hüfte ist eine Metamerie möglich. Bei akuten Erkrankungen werden besonders die Spaltpunkte (Xi-Cleft-Punkte) genadelt. Es eignen sich weiterhin die segmentalen Hua-Tuo-Punkte. Diese liegen 0.75 Cun lateral der Dornfortsätze der Wirbel auf dem Rücken zwischen dem medialen Ast des Blasen-Meridians und dem Lenkergefäß. Ebenfalls Alarmpunkte werden für akute Krankheitsgeschehen eingesetzt.

Bei chronischen Erkrankungen bevorzugt man Nahpunkte, Zustimmungspunkte und den Ausgleich über die transversalen Luo-Verbindungen mit den Luo- und den Yuan-Punkten.

Akute Zustände von chronischen Krankheiten, z.B. Schübe werden über die Xi-Cleft-Punkte und die Luo-Verbindungen mit den Luo-Punkten und den Yuan-Punkten behandelt.

Bei Yin-Erkrankungen hat sich als Basis-Programm die Yuan-Shu-Technik bewährt. Es wird der Durchgangspunkt und der Zustimmungspunkt des betroffenen Yin-Meridians gestochen.

Bei Yang-Erkrankungen hat sich als Basis-Programm die He-Mu-Technik bewährt. Dazu wird der Alarmpunkt und der untere einflußreiche Punkt des Yang-Meridians gestochen.

Bei dieser Auswahl an theoretischen Vorbedingungen ist kein Anspruch auf Vollständigkeit vorhanden, es war mir dabei besonders wichtig, daß praxisrelevante Bezüge das Verständnis der Akupunktur verbessern, denn es ist immer sehr viel befriedigender zu wissen, warum eine Akupunkturempfehlung diese und jene Punktauswahl bevorzugt als nur Rezepte zu stechen. Im Therapieteil finden Sie die häufigsten Indikationen der täglichen Praxis. Bei jedem Therapiekonzept finden Sie sowohl alle benutzten Punkte nochmals beschrieben als auch die einzelnen Theoriegrundlagen nochmals erwähnt. Damit wird der

AKUPUNKTUR IN DER PRAXIS
Therapeutische Regeln

Therapieteil zu einem sinnvollen Nachschlagewerk für die tägliche Arbeit. Besonders der Anhang des Akupunkturfahrplans wird vermutlich zu einem geschätzten Begleiter ihrer Arbeit.

Alle weiteren tiefgreifenden Grundlagen der Akupunktur entnehmen Sie bitte den einschlägigen Lehrbüchern.

II. Praxisteil

1. Kopfschmerzen

Viele Ursachen können Auslöser für Kopfschmerzen werden oder zu deren Entstehung beitragen. Dabei handelt es sich um ein facettenreiches Geschehen. Nicht allen Entstehungsmechanismen kann man durch natürliche Heilweisen wie Akupunktur oder NHA (Neuraltherapeutische Homöo-Akupunktur) beikommen. Hier ist eine gute Anamneseerhebung von entscheidender Bedeutung.

Die Akupunktur bewährt sich insbesondere in der Therapie der Migräne und des Spannungskopfschmerzes. Die Diagnose Kopfschmerz nach der TCM (Traditionelle Chinesische Medizin) kann zumeist auf eine Fülle- oder Leerestörung der Yang-Meridiane zurückgeführt werden. Der Kopf ist das Zentrum des Yang. Hier haben alle Yang-Hauptmeridiane ihren Anfangs- oder Endpunkt im äußeren Verlauf.

Bei der Auswahl der Akupunkturpunkte ist darauf zu achten, daß beim akuten Kopfschmerz immer die Fernpunkte eingesetzt werden. Der Leitspruch lautet daher:

„je akuter, desto ferner".

Symptomatische Punkte

Bei chronischen Kopfschmerzen eignen sich als Nahpunkte besonders:

- Ma 8 bei frontalen Kopfschmerzen,
- Bl 10 bei occipitalen Kopfschmerzen,
- Gb 20 bei parietalen und temporalen Kopfschmerzen.

Dabei gibt es durch Ausstrahlungen natürlich auch Überschneidungen. Fernpunkte finden sich am Fuß oder über den Achsenpartner am Arm:

- Ma 44 bei frontalen Kopfschmerzen,
- Bl 60 bei occipitalen Kopfschmerzen,
- Gb 41 bei seitlichen Kopfschmerzen,
- Di 4 als Hauptschmerzpunkt bei allen Arten von Schmerz, hier kommt es zu der größten Endorphin-Ausschüttung.

Fernpunkte werden entweder zuerst (bei chronischem Geschehen) oder allein (bei akuten Schmerzen) gestochen.

Bei etwa 80 Prozent der Kopfschmerzpatienten finden sich Störungen in der Statik der Wirbelsäule, zum Beispiel Fehlhaltungen oder Blockaden der kleinen Wirbelgelenke. Der Stellenwert der manuellen Therapie ist hier sicher recht hoch. Aber es kommt leider nicht

AKUPUNKTUR IN DER PRAXIS
Kopfschmerzen

Wo	Meridian	Achse
vorn:	Magen und Dickdarm	Yang-Ming-Achse
hinten:	Blase und Dünndarm	Tai-Yang-Achse
lateral:	Gallenblase und 3 Erwärmer	Shao-Yang-Achse

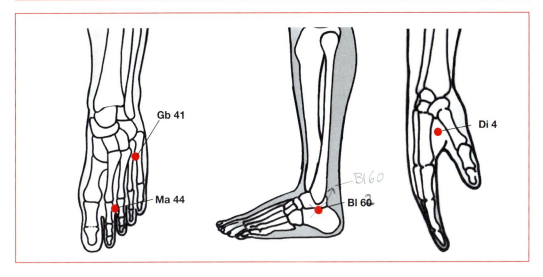

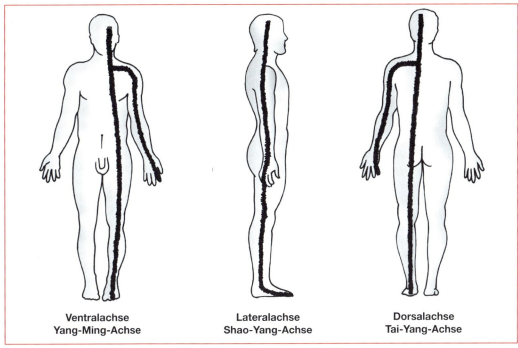

Ventralachse
Yang-Ming-Achse

Lateralachse
Shao-Yang-Achse

Dorsalachse
Tai-Yang-Achse

Über diese drei Achsen sind die Nah- und Fernpunkte zu finden.

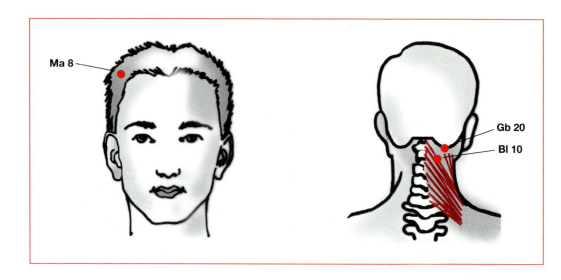

selten zu Rezidiven. Bei einer Hypermobilität der Gelenke liegt sogar eine Kontraindikation für manuelle Eingriffe vor. Langfristig ist der Energieausgleich und die bessere energetische Versorgung durch Akupunktur besser zu bewerkstelligen. Oft lösen sich Wirbelblockaden nach Akupunkturanwendung auch ohne manuelle Therapie oder durch weiche Techniken. Die Patienten sind dafür sehr dankbar.

Punkteauswahl nach den Kriterien der Fülle und Schwäche

Bei Schwächesymptomatik in dem betroffenen Yang-Meridian ist besonders die Moxibustion an den entsprechenden Tonisierungspunkten erfolgreich oder das Nadeln von Dreiecken, wodurch eine höhere energetische Spannung entsteht. Eine Dreiecksnadelung ergibt sich, wenn bilateral gestochene

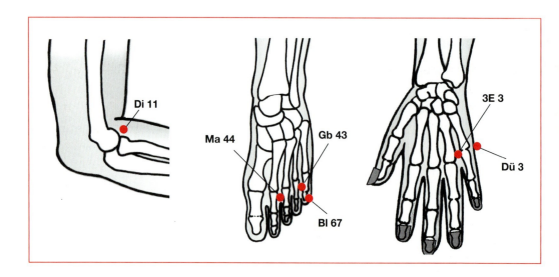

AKUPUNKTUR IN DER PRAXIS
Kopfschmerzen

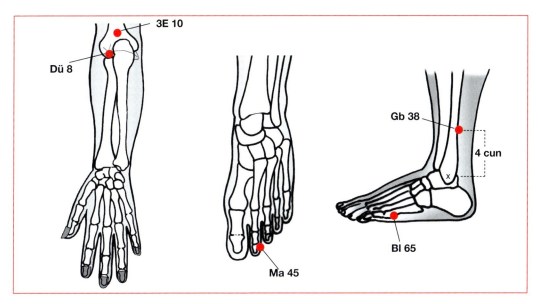

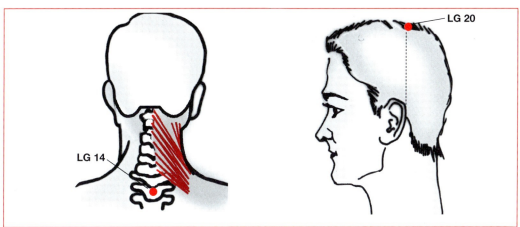

Mittellinienpunkte mit bilateralen Punkten ergeben Dreiecke

Punkte mit Punkten des Du-Mei (Lenkergefäß) kombiniert werden. Gut geeignet sind die Punkte LG 14 und LG 20. Diese haben innere Verbindungen zu allen Yang-Meridianen. Die Moxibustion wird bei Kälte- und Schwächesymptomatik mit guten Erfolgen angewandt:

Moxa an Di 11 und Ma 44 bei frontalen Kopfschmerzen,

Moxa an Dü 3 und Bl 67 bei occipitalen Kopfschmerzen,

Moxa an 3 E 3 und Gb 43 bei seitlichen Kopfschmerzen.

Kopfschmerzen vom Fülle-Typ fordern eine Sedierung der entsprechenden Meridiane. Es werden die Sedierungspunkte mit einer dicken Nadel gestochen, und die Nadel wird danach noch einige Male durch kleine leichte Drehbewegungen oder mit der Hebe-Senk-Technik manipuliert. Doch sollte man nie einen ganzen Kreis drehen,

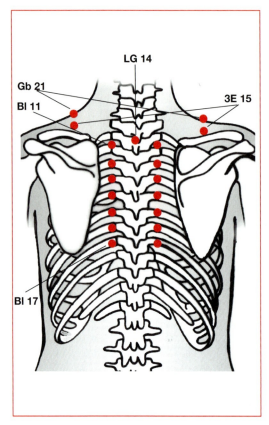

denn falls sich die Nadel im Gewebe „verhakt" hat, kann es zu kleinen Gewebeabrissen in der Haut kommen. Bei der Hebe-Senk-Technik wird die Nadel mit kleinen Klopfbewegungen kurz tiefer eingeführt und gleich wieder etwas herausgezogen.

Die Sedierungspunkte sind:

◆ Di 2 und Ma 45 für frontale Kopfschmerzen,
◆ Dü 8 und – Bl 65 für occipitale Kopfschmerzen,
◆ 3E 10 und Gb 38 für seitliche Kopfschmerzen.

Zum Sedieren eignen sich auch gut ausleitende Verfahren wie die Baunscheidt-Anwendung in milder Form oder das blutige Schröpfen. Ich persönlich wende den milden Baunscheidtismus folgendermaßen an: Zunächst

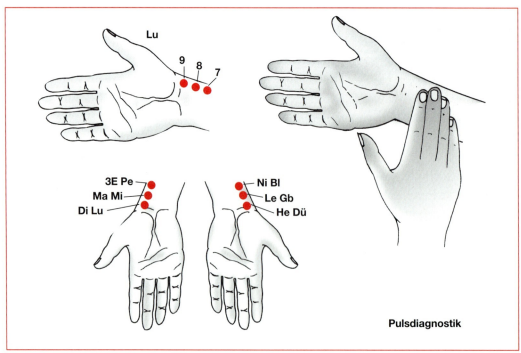

Pulsdiagnostik

Position	Element	Yang oberflächlich	Yin tiefgelegen
Lu 7 li	Wasser	Blase	Niere
Lu 8 li	Holz	Gallenblase	Leber
Lu 9 li	Feuer	Dünndarm	Herz
Lu 7 re	Feuer	3 Erwärmer	Perikard
Lu 8 re	Erde	Magen	Milz
Lu 9 re	Metall	Dickdarm	Lunge

lockeres „Aufrauhen" der Haut mittels Vitralisator oder Pflaumenblütennadel (Einmalartikel!) über den oberen Rand des M. trapecius und paravertebral im HWS-Bereich bis zum mittleren BWS-Bereich. Das entspricht etwa den Akupunkturpunkten Bl 11 bis Bl 17 und LG 14 über Gb 21 bis zum Akromion. Es sollte dabei kein Blut fließen. Nach einer Weile wird die Hyperämisierung als leichte Hautrötung sichtbar. Danach trage ich mit Hilfe einer 2-ml-Spritze und abgebrochener dünner Nr. 20 Kanüle das Reflexöl nach Mika auf. Bezug über die Marktapotheke in Lippstadt. Die Spritze und die abgebrochene Nadel sorgen für sparsames, das heißt hier patientenschonendes Aufträufeln des Öls. Anschließend wird die Haut nochmals mit der Nadelrolle oder dem Nadelhämmerchen behandelt. Der Patient soll dabei keinen direkten Schmerz verspüren. Es kommt eher zum Juckreiz der Haut. Ich decke die behandelten Hautflächen am Rücken mit einem Handtuch ab. Nach kurzer Zeit entstehen Quaddeln, die oft nach etwa 10 bis 30 Minuten wieder abklingen. Der Lymphstau in dem behandelten Gebiet ist dadurch entsorgt. Meine Patienten erleben diese Therapie als sehr erfolgreich bei zahlreichen Verspannungszuständen der Nackenmuskulatur. Ich wiederhole diese Therapie einige Male, jedoch nicht öfter als etwa einmal pro Woche.

Beim blutigen Schröpfen werden die Schröpfkugeln etwa an die Punkte Bl 11 oder Gb 15 angesetzt (je nach dem Sitz der Verquellungszonen), nachdem mit einer Lanzette oder etwas schmerzloser mit einem Skalpell oberflächlich die Haut an dieser Stelle angeritzt wurde. Es kann auch der Anschliff einer gelben oder grünen Kanüle verwendet werden. Dabei werden etwa zehn bis 20 ml Blut abfließen. Die Schröpfkugel muß vorsichtig entfernt werden, wenn das abgesaugte Blut geronnen ist.

Diagnostisches Vorgehen

Fülle und Schwäche sind zu unterscheiden durch die Zuordnungen der Symptome und durch die Pulsdiagnostik.

- Füllesymptome sind: Röte, Hitze, akutes Geschehen, Stau, Spannung, Hypertonus etc.
- Schwächesymptome sind: Blässe, Kälte, chronisches Geschehen, dumpfer Schmerz, Verlangen nach Wärme etc.

Die Pulsdiagnostik ist schwer erlernbar, weil viele Kriterien interpretiert werden können. Die Beurteilung als Fülle oder Schwäche ist dabei einfacher zu treffen. Gute Tastbarkeit und kräftiger Puls ist ein Zeichen für Fülle. Die Pulstaststellen müssen dabei einzeln und lang betastet werden. Drei Stellen gibt es: Lu 7, Lu 8 und Lu 9, und das an beiden Händen unter jeweils oberflächlichem (Yang) und tiefem (Yin) Aspekt. Dadurch stehen 12 Taststellen für 12 Meridiane zur Verfügung. Ich gehe dabei immer folgendermaßen vor: Tasten von Lu 7 bis Lu 9 zuerst links, dann Lu 7 bis Lu 9 rechts. Dadurch kann ich nach den Wandlungsphasen (Wasser – Holz – Feuer – Erde – Metall) vorgehen.

2. Das Halswirbelsyndrom

Die Beschwerden der Halswirbelsäule (HWS) sind eines der Haupteinsatzgebiete der täglichen Akupunktur-Praxis. Die HWS ist der beweglichste Teil der Wirbelsäule und damit auch sehr störanfällig.

Die „anatomische Halswirbelsäule" umfaßt nur die sieben obersten Wirbel. Funktional gesehen reicht die HWS bis etwa zur Höhe des vierten Brustwirbelkörpers (BWK 4), weil bis hierhin die Wirbel die Bewegungen der HWS mit ausgleichen müssen. Die Gelenke der HWS neigen zu Blockierungen, besonders die kleinen Gelenke der Wirbel untereinander. Eine manuelle Therapie ist hier zwar erfolgreich, muß aber in erfahrenen Händen bleiben, weil sonst die Risiken dabei nicht immer richtig beurteilt werden können, zumal die A. vertebralis durch die Querfortsätze der Wirbel verläuft. Bei steilgestellter HWS mit verminderter Lordose und Hypermobilität der Wirbelgelenke ist eine manuelle Therapie teilweise sogar kontraindiziert.

Die Akupunktur für die HWS-Beschwerden setzt eine vorherige Diagnose nach den Regeln der Traditionellen Chinesischen Medizin (TCM) voraus. Die Behandlungsachse wird nach der gestörten Bewegungsachse bestimmt.

Es sind an der HWS drei Bewegungsachsen zu beschreiben mit den dazugehörigen Funktionsstörungen.

Achse I: Seitneigungsstörung betroffen: 1. Umlauf für vorn

Achse II: Störung der Ante- und Retroflexion betroffen: 2. Umlauf für hinten

Achse III: Störung der Rotation betroffen: 3. Umlauf für seitlich.

Achse I : Seitneigungsstörung

Dabei hat der Patient Schwierigkeiten, das entsprechende Ohr der Schulter anzunähern. Es besteht Spontanschmerz sowie Druckschmerz seitlich am Hals. Die Muskeln, besonders der m. sternocleidomastoideus und der Oberrand des m. trapezius sind verhärtet tastbar. Der Patient spürt die Verspannung und berichtet, daß es ihm schwerfällt, den Kopf auf der Schulter zu tragen. Die Schmerzen können bis in die Hand zur Daumenseite ausstrahlen.

An der Halswirbelsäule ist dabei der obere Teil von C 6 und höher betroffen. Das zugehörige Dermatom verläuft bis zum ersten und zweiten Finger, daher ist die Yang-Ming-Achse des ersten Umlaufs die geeignete Behandlungsachse mit den Meridianen Magen und Dickdarm, denn dieser beginnt am ra-

AKUPUNKTUR IN DER PRAXIS
Das Halswirbelsyndrom

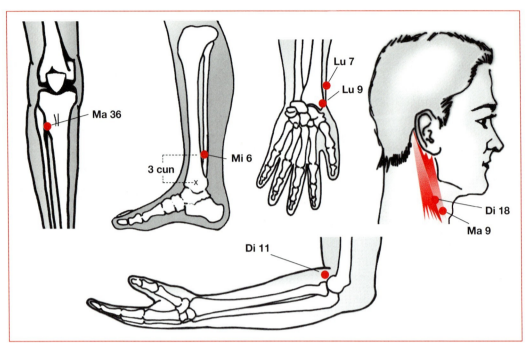

Lokalisationen bei Funktionsstörungen der Achse I.

Lokalisationen: I.

Ma 36: ein Cun neben der tuberositas tibiae am lateralen Rand der vorderen Tibiakante etwa knapp 3 Cun unterhalb des Kniegelenkspaltes.

Mi 6: drei Cun oberhalb des malleolus internus an der Tibiahinterkante.

Lu 7: zwischen Radiuskante und der Sehne des M. extensor pollicis, proximal vom processus styloideus radii.

Di 11: am lateralen Ende der Ellbeugefalte bei angewinkeltem Arm.

Di 18: 3 Cun seitlich neben der Schildknorpelspitze am vorderen Rand des m. sternocleidomastoideus.

Ma 9: in Höhe des Adamsapfels am Vorderrand den M. sternocleidomastoideus.

dialen Nagelwinkelpunkt des zweiten Fingers.

Es werden Fernpunkte oder/und Nahpunkte gestochen, je nach dem, ob das Geschehen mehr akut (dann nur Fernpunkte) oder mehr chronisch (Fern- und Nahpunkte) ist. Diese Regel gilt für alle Beschwerden.

Die Fernpunkte werden je nach Druckdolenz ausgewählt, in Frage kommen: Ma 36, Mi 6, Lu 7 (Lo-Punkt) und Di 11.

Nahpunkte sind Di 18, Ma 9 (Vorsicht! A. carotis).

AKUPUNKTUR IN DER PRAXIS
Das Halswirbelsyndrom

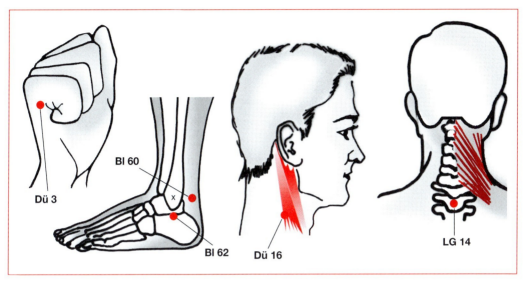

Lokalisationen bei Funktionsstörungen der Achse II.

Achse II: Störung der Ante- und Retroflexion

Hier fällt es dem Patienten schwer, den Kopf vor- oder zurückzuneigen. Teilweise ist es schon schmerzhaft, wenn der Patient aus der Rückenlage aufstehen soll. Besonders die paravertebralen Anteile des m. trapezius sind dabei oft verspannt und druckschmerzhaft. Der Patient äußert spontan Schmerzen, die teilweise bis zum kleinen Finger ausstrahlen.

Es sind dermatomentsprechend die Etagen C 8 und tiefer bis hin zu TH 4 betroffen. Eine geeignete Behandlungsachse ist daher die Tai-Yang-Achse des zweiten Umlaufs mit den Meridianen Blase und Dünndarm, weil dieser am kleinen Finger am ulnaren Nagelwinkel beginnt, obwohl die Hauptnickbewegung der HWS auf den Condylen des Atlas liegt, also zwischen C1 und dem os occipitale. Dennoch wird über die untersten Etagen behandelt, weil von hier ausgehend energetisch der bessere Einfluß auf die Ante- und Retroflexion genommen werden kann.

Fernpunkte: Dü 3, Bl 60 und Bl 62
Lokalpunkte: Dü 16 und LG 14

Lokalisationen: II.	
DÜ 3:	auf der Spitze der proximalen Tüte am ulnaren Handrand bei geballter Faust.
BI 60:	zwischen malleolus externus und Achillessehne.
BI 62:	unter dem malleolus externus in einer kleinen Vertiefung des Fersenbeines.
DÜ 16:	am Hinterrand des M. sternocleidomastoideus etwa 3,5 Cun lateral des Adamsapfels etwa 0.5 Cun lateral von Di 18.
LG 14:	unter dem Dornfortsatz vom 7. Halswirbel.

AKUPUNKTUR IN DER PRAXIS
Das Halswirbelsyndrom

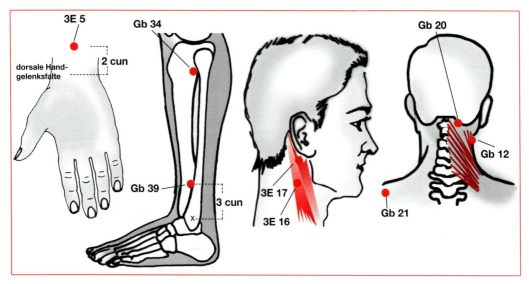

Lokalisationen bei Funktionsstörungen der Achse III.

Lokalisationen:

3E 5: 2 Cun proximal der dorsalen Handgelenksfalte.

Gb 39: 3 Cun oberhalb des Malleolus externus.

Gb 34: vor dem Fibulaköpfchen in einer Vertiefung lateral am Bein.

3E 16: am Hinterrand des m. sterocleidomastoideus in Höhe des Kieferwinkels der Mandibula.

3E 17: am Vorderrand des processus mastoideus hinter dem Ohrläppchen.

Gb 12: an der dorsocaudalen Kante des processus mastoideus.

Gb 20: am Unterrand des os occipitale zwischen den mm. trapezius und sternocleidomastoideus.

Gb 21: höchster Punkt der Schulter.

Achse III: Störung der Rotation

Der Patient hat Beschwerden bei der Halsdrehung. Diese ist schmerzhaft und kann erheblich eingeschränkt sein. Der Patient kann kaum noch über die Schulter schauen. Obwohl sich die Hauptrotation der HWS zwischen Atlas und Axis abspielt, wird als Behandlungsachse des dritten Umlaufs die Shao-Yang-Achse mit den Meridianen Gallenblase und 3-Erwärmer gewählt, weil bei den Rotationsstörungen die Ausstrahlungen der Schmerzen bis in die Hand vom zweiten bis zum vierten Finger verlaufen. Das ist in etwa das Dermatom von C 7. Der 3-Erwärmer-Meridian beginnt am ulnaren Nagelwinkel vom vierten Finger.

AKUPUNKTUR IN DER PRAXIS
Das Halswirbelsyndrom

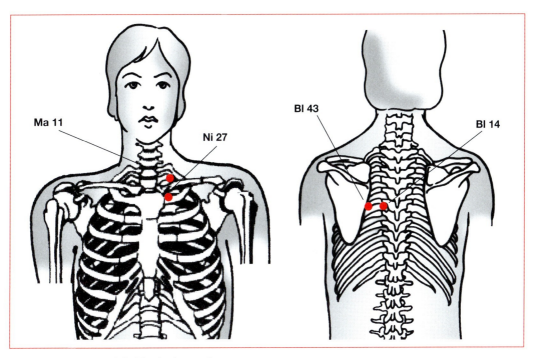

Punktlokalisationen, falls Blockaden vorliegen.

Lokalisationen:

Ma 11: am oberen Rand der Clavicula zwischen den beiden Ansätzen des M. sternocleidomastoideus.

Ni 27: unter dem Sternoclaviculargelenk neben dem manubrium sternii.

Bl 14: 1,5 cun lateral vom Dorn von Th 4 (von außen nach innen stechen).

Bl 43: 3 cun lateral. vom Dorn von Th 4 (von außen nach innen stechen).

Fernpunkte: 3E 5 (Lo-Punkt) und Gb 39 Gruppen-Lo-Punkt des Yang der unteren Extremität und evtl. Gb 34 (Meisterpunkt der Sehnen und Muskeln).

Lokalpunkte: 3E 16 oder 3E 17 je nach Druckdolenz, dazu Gb 12 oder Gb 20 oder Gb 21 je nach Druckdolenz.

Der Therapieerfolg kann ausbleiben, wenn zum Beispiel eine Blockade der ersten Rippe im Sternoclaviculargelenk vorliegt. Diese wird durch manuelle Therapie gelöst. Es eignet sich der Kreuzgriff oder die Mobilisation über die Scalenusmuskulatur.

Wer diese Methoden nicht beherrscht, kann durch Akupunkturanwendung die energetische Situation der Region so weit verbessern, daß die Blockade sich meist von selbst löst. Regional wird über und unter der Clavicula am sternalen Ansatz der Punkt Ma 11 und der Punkt Ni 27 gestochen.

Auf dem Rücken können über die Punkte des Blasenmeridians in Höhe von Th 4 die Blockaden der ersten bis zur vierten Rippe gelöst werden. Es handelt sich um die Punkte Bl 14 vom inneren und Bl 43 vom äußeren Ast.

Zusatzpunkte an der Hand:

Für die gesamte HWS ist der Handpunkt 14 gut geeignet. Man nennt ihn auch PaM 108 (PaM = Punkt außerhalb der Meridiane). Er entspannt die Muskulatur der Halswirbelsäule und des Nackens. Er wird am Handrücken zwischen 2. u. 3. os metacarpale eingestochen von distal nach proximal etwa 1/2 Daumenbreite (Cun) proximal der Interdigitalfalte bei leicht gebeugten Fingergrundgelenken. Bei Störungen der Rotation und der Seitneigung soll der Punkt kontralateral gestochen werden und sonst beidseits.

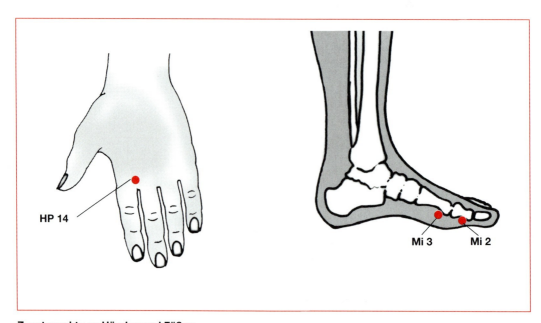

Zusatzpunkte an Händen und Füßen

AKUPUNKTUR IN DER PRAXIS
Das Halswirbelsyndrom

Zusatzpunkte am Fuß:

Am Fuß entsprechen die Punkte Mi 2 und Mi 3 der Zone der Halswirbelsäule in der Fußzonenreflextherapie. Sie liegen am inneren Fußrand am Übergang vom roten zum weißen Fleisch etwas distal (Mi 2) und etwas proximal (Mi 3) des Metatarsophalangealgelenks vom ersten Zeh.

Die Projektion entspricht etwa dem Abbild eines sitzenden Menschen.

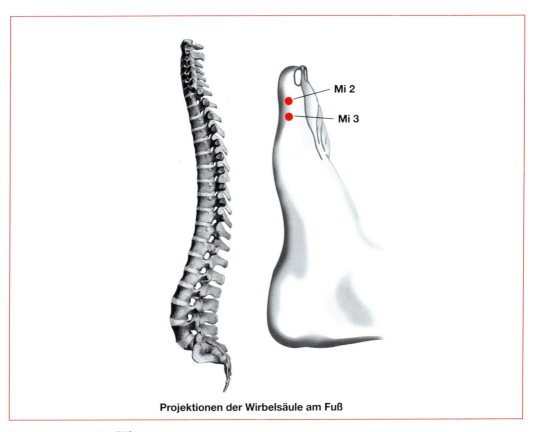

Projektionen der Wirbelsäule am Fuß

Zusatzpunkte an den Füßen

3. Schulterschmerzen

Patienten werden durch Schulterschmerzen schon bei den kleinsten Verrichtungen des täglichen Lebens stark behindert. Bis zu einem gewissen Grad läßt sich durch die Akupunktur jedoch eine Linderung erreichen.

Schulterschmerzen können durch vielerlei Krankheitsursachen entstehen. Die strukturellen Schäden am Bewegungsapparat sind der Akupunktur nur schwer zugänglich, hier kann allenfalls eine Schmerzlinderung erreicht werden. Bei Arthrosen kann oft nur teilweise Linderung erzielt werden, die Arthrose selbst wird nicht durch Naturheilverfahren beeinflußt.

Eine genaue Diagnosestellung nach schulmedizinischen Gesichtspunkten ist daher jedoch zunächst unumgänglich.

Ergänzend dazu stehen bei der TCM- (Traditionelle Chinesische Medizin) Diagnostik folgende Gesichtspunkte im Vordergrund:

◆ *Wo ist der Schmerz lokalisiert?*
Hier wird eine Einteilung der Körperregionen nach dem Verlauf der Yang-Achsen vorgenommen (Schmerzgeschehen haben zu etwa 95 Prozent Yang-Charakter).

◆ *Sind die Schmerzen akut oder chronisch?*
Akute Schmerzen werden besser über Fernpunkte therapiert, chronische Schmerzen können besser mit Nahpunkten behandelt werden.

◆ *Ist Hitze- oder Kältesymptomatik dabei?*
Entzündungen oder Degenerationen können mit sogenannten Hitze- oder Kältepunkten der Meridiane behandelt werden.

◆ *Ist der Patient eher ein Xu- oder ein Shityp? Das heißt: Ist er von schwächlicher oder kräftiger Statur?*
Der kräftige Patient kann mehr Nadeln vertragen, meist muß er eher sedierend behandelt werden, der schwache Patient dagegen muß eher tonisiert werden.

Die Meridiane, welche die Schulter energetisch versorgen, sind Lunge und Dickdarm vorn (1. Umlauf), 3 Erwärmer mittig (lateral = 3. Umlauf) und Dünndarm hinten (2. Umlauf). Daher ist es sinnvoll, die Therapie den Achsen entsprechend vorzunehmen, je nach dem Sitz der Störung: vorn = 1. Achse, Mitte = 2. Achse, und hinten = 3. Achse. Man soll zuerst immer die Fernpunkte stechen, danach den Patienten das Gelenk bewegen lassen und anschließend erst die Nahpunkte in Ruhestellung nadeln.

Schulterschmerzen

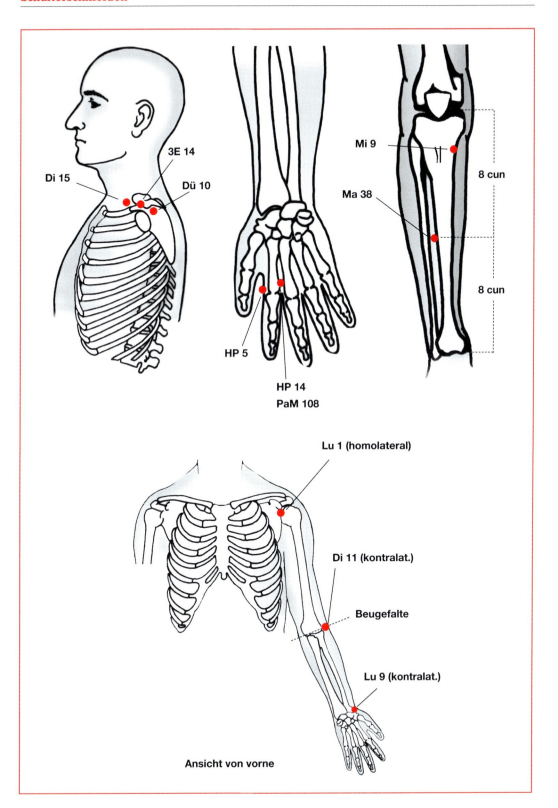

Achse I

Hierbei liegt eine Störung der Innenrotation und schmerzhafte Behinderung der Adduktion vor, besonders nach vorn. Ausgehend von Tendinosen des Caput breve des m. biceps brachii bietet sich als Nahpunkt Lu 1 an. Die dazugehörigen Fernpunkte sind Lu 9 (Tonisierungspunkt) kontralateral zum Schmerz, damit die Schwäche-Seite (Schmerz = Fülle) energetisch angefüllt wird und somit die Fülle auf der Schmerzseite entlastet wird. Dazu auch auf der Schmerzseite Mi 9 (Ho-Punkt des Milzmeridians über die Tai-Yin-Achse Lu-Mi des 1. Umlaufs), homolateral, sowie PaM 108 = HP (Handpunkt) 14 kontralateral. Ausgehend vom Caput longum des m. biceps brachii eignet sich Di 15. Fernpunkt ist Ma 38 (über die Yang-Ming-Achse Ma-Di) homolateral. Dieser Punkt soll tief gestochen werden und die Nadel soll lang belassen werden. Der Patient darf dabei das Bein nicht bewegen, es tut sonst sehr weh. Weitere Fernpunkte kontralateral sind HP 5 und Di 11 (Tonisierungspunkt).

Lu 1:	im 1. ICR unterhalb der Clavicula 6 Cun lateral der Mittellinie unter dem proc. coracoideus
Lu 9:	am radialen Ende der Handgelenksbeugefalte an der radialen Seite der a. radialis
Mi 9:	unterhalb des medialen Tibiacondylus auf der Innenseite des Unterschenkels am pes anserinus
Di 15:	im vorderen Grübchen auf der Schulter bei abduziertem Arm (BREUERsche Variante: vom klassischen Di 15 weiter nach vorn und unten bis auf den M. deltoideus in einer deutlich fühlbaren Muskellücke von vorn waagerecht zu stechen)
HP 5:	zwischen Di 2 und Di 3 auf der Radialseite des 2. Fingers am Hornhautübergang in Höhe des Grundgelenkes des Daumens.
Di 11:	am radialen Ende der Ellbeugefalte bei gebeugtem Arm in einer Muskellücke gut tastbar.

Akupunktur in der Praxis
Schulterschmerzen

Achse II

Hier handelt es sich um die Störung der Abduktion wie zum Beispiel bei der Bursitis subacromiodeltoidale. Der Arm kann schlecht seitlich angehoben werden. Die Therapie erfolgt über die ShaoYang-Achse, das ist die seitliche Körperachse. Nahpunkte sind 3E 14 und/ oder Gb 21. Fernpunkte sind Gb 26 und/oder Gb 30 (tief stechen) Diese Fernpunkte folgen dem Prinzip des Metamerie. Dabei werden Punkte an der Schulter als Nahpunkte genadelt, Punkte an der Hüfte sind die Fernpunkte. Bei Patienten vom Schwächetyp ist eher Gb 34 (Meisterpunkt der Muskeln und Sehnen) geeignet.

3E 14:	hinteres Grübchen der Schulterhöhe bei abduziertem Arm.
Gb 21:	auf der höchsten Stelle der Schulter, auf der senkrechten Linie die die Strecke LG 14 und Acromion halbiert.
Gb 26:	Reihennadel auf die Crista iliaca an der lateralen Körperseite. Diese Lokalisation weicht von der klassischen etwas ab und wird als Areal von Gb 26 bezeichnet. Hier wird das Gürtelgefäß (Dai-Mei) erreicht und somit ein Ausgleich von oben nach unten geschaffen.
Gb 30:	in einer Kuhle, die dorsal vom Trochanter major entsteht, wenn der Patient in Bauchlage die „Pobacken zusammenkneift".
Gb 34:	in einer kleinen Vertiefung vor und unterhalb des Fibulaköpfchens.

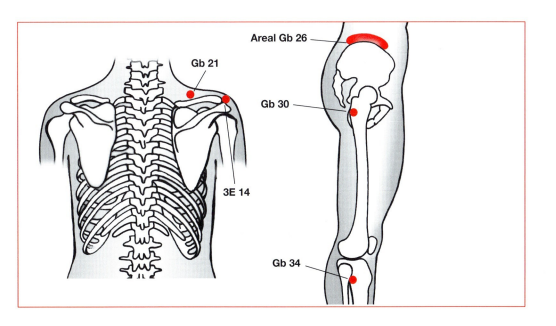

Achse III

Hier handelt es sich um die Störung der Außenrotation. Therapieschiene ist die Tai-Yang-Achse. Nahpunkt ist Dü 10. Bewährte Fernpunkte sind Bl 60 oder Bl 40 oder auch Bl 54 (nach dem Metamerieprinzip: von der Schulter kommt man analog zur Hüfte) je nach Druckdolenz. Beim Schwäche-Typ-Patient ist als Nah-Punkt Dü 11 geeignet, als Fernpunkt Dü 3. Dieser soll beherzt und tief gestochen werden, während der Patient „schnaubend" durch den Mund ausatmet. Alle Punkte sollen homolateral gestochen werden, Dü 3 eventuell beidseits, da er der Schlüsselpunkt für das Lenkergefäß ist.

Dü 10:	am Unterrand der Spina scapulae in der hinteren Verlängerung der Linie, die durch die beiden Grübchen auf der Schulter bei Abduktion des Armes (= Linie der hinteren Achselfalte) entsteht.
Bl 60:	zwischen Malleolus externus und Achillessehne.
Bl 40:	in der Kniekehle zwischen den beiden Grübchen.
Bl 54:	in Höhe des 4. Foramen sacrale 3 Cun lateral der Mittellinie.
Dü 11:	mitten in der Fossa infraspinata.
Dü 3:	etwas proximal der Spitze der Hauttüte, die an der ulnaren Handkante beim Faustschluß entsteht.

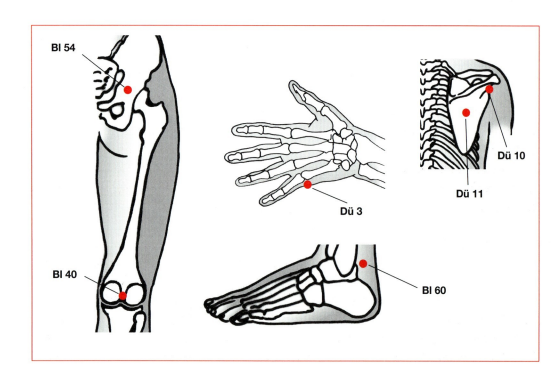

Schulterschmerzen

Ohrpunkte

In der Ohrakupunktur hat sich der Punkt „Schulter", der französischen Ohrakupunktur nach NOGIER, sehr bewährt. Er wird oft auch als Meisterpunkt der Schulter bezeichnet und wirkt als Fernpunkt bei allen Arten der Schulter-Bewegungsstörungen. Er befindet sich im caudalen Bereich der Anthelix etwa 2 mm cranial des Übergangs Antitragus/Anthelix.

Teilweise erlebe ich spontane deutliche Schmerzlinderung allein nach dem Setzen dieser Nadel. Ich ziehe vorher die Haut des Ohrläppchens etwas nach hinten, wenn die Nadel dann eine helle Stelle in der Umgebung hinterläßt, wirkt es noch besser. Der Schulterpunkt der chinesischen Ohrakupunktur ist etwas weniger wirksam, es ist der OP 65 (in der Scapha auf der halben Strecke zwischen der Höhe der oberen Crus helicis-Begrenzung und der Höhe des dorsalen Winkels der Fossa triangularis).

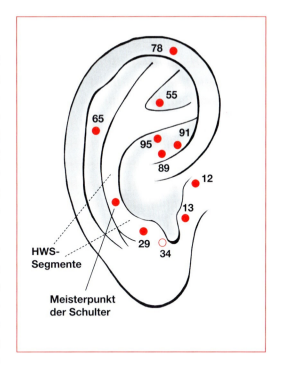

Es kommen weiter die Segmente der HWS als topographische Punkte in Frage. Sie befinden sich in der Nähe der Stufe der Anthelix im caudalen bis mittleren Bereich. Oft sind die HWS-Segmente auch ursächlich am Schulterschmerz beteiligt. Weiterhin sind die allgemein schmerzwirksamen Punkte hilfreich wie zum Beispiel OP 95 = Niere (in der Mitte der oberen Hälfte der Hemiconcha superior), OP 12 = Tragusgipfel (auf dem oberen Tragusgipfel), OP 13 = Nebenniere (auf dem unteren Tragusgipfel), OP 78 = Ohrspitze (von innen zu stechen an der höchsten Stelle der Helixkrempe, in der Tüte, die beim nach Vornknicken der Ohrmuschel entsteht), OP 55 = Tor der Götter etwas cranial des dorsalen Winkels der Fossa triangularis), OP 29 Polster (auch „Hinterkopf" genannt, im dorsalen Viertel der Außenseite des Antitragus) und OP 34 = Graue Substanz (auf der Innenseite des Antitragus im unteren vorderen Drittel).

Bei sogenannten Li-Erkrankungen bewähren sich die Organpunkte in der Concha entsprechend der gestörten Meridiane. Beim Schulterschmerz kommen in Frage: OP 101 = Lunge (Zone in der Hemiconcha inferior, oder der Maximalpunkt der Lunge nach NOGIER: im ventrocaudalen Drittel der Hemiconcha inferior), OP 91 = Dickdarm (ventral in der unteren Hälfte der Hemiconcha superior), OP 104 = 3E (unter der äußeren Gehörgangsöffnung) und OP 89 = Dünndarm (vorderes Drittel der unteren Hälfte der Hemiconcha superior). Li-Erkrankungen sind solche mit Beteiligung der inneren Organe (Li = innen, Biao = außen) oder mit inneren Ursachen, das können auch starke Emotionen sein, welche die Meridiane von innen her schädigen.

Alle Ohrpunkte müssen vorher ausgemessen werden, nur aktive Punkte sind indiziert. Dafür stehen verschiedene Meßgeräte im Handel zur Verfügung. Sehr erfahrene Akupunkteure können auch mit der Rückseite einer Akupunkturnadel die Punkte abtasten und damit die indizierten aktiven Punkte finden. Sehr genau ist der RAC = Reflex auriculo-cardiaque.

Die Ohrnadelung darf erst nach guter Desinfektion erfolgen. Es besteht sonst die Gefahr der Perichondritis. Daher darf man auch nur sterile Einmalnadeln verwenden oder elektrische Stimulationsgeräte.

4. Ellbogenschmerzen

Am Ellbogengelenk entstehen oft Schmerzen, wenn es zu einer Überanstrengung der Extensoren auf der radialen Seite oder der Flexoren und Pronatoren auf der ulnaren Seite kommt. Da es sich meist um reine Muskelphänomene handelt, ist die Akupunktur hier erfolgversprechend.

In hartnäckigen, chronischen Fällen erreicht man oft eine deutliche Linderung der Schmerzhaftigkeit oder den kompletten Rückgang der Symptomatik durch die Akupunkturtherapie.

Tennisellbogen

Auf der radialen Seite des Ellbogens treten die Schmerzen häufiger auf. Man spricht vom Tennisellbogen. Hier handelt es sich meist um Muskelinsertionstendopathien der Extensoren (z.B. mm biceps brachii, brachialis, brachioradialis, extensor carpi radialis longus et brevis), die durch Akupunktur gut zu beeinflussen sind.

Der **m. biceps brachii** zieht mit zwei Sehnen von der Schulter zur Tuberositas radii. Die distale Sehne umgreift den Radius schraubenartig und hat daher neben der Armbeugung auch Supinationsfunktion.

Der **m. brachialis** zieht vom unteren Oberarmdrittel bis zur Tuberositas ulnae. Er ist mit dem kurzen Hebelarm ein kräftiger Armbeuger.

Der **m. brachioradialis** zieht von der seitlich radialen Kante des distalen Humerusanteils bis zum Processus styloideus des Radius. Er ist mit dem langen Hebelarm bei proniertem Unterarm ein guter Lastenheber.

Der **m. extensor carpi radialis longus** zieht vom Epicondylus humeri radialis zur Basis des 2. Mittelhandknochens. Er ist ein Dorsalflexor der Hand.

Der **m. extensor earpi radialis brevis** zieht vom Epicondylus humeri radialis zur Basis des 3. Mittelhandknochens. Er ist auch ein Dorsalflexor der Hand.

Auf der Radialseite des Ellbogens verläuft vorn das Versorgungsgebiet des Dickdarmmeridians und etwas weiter hinten das des 3-Erwärmers. So kommen folgende Punkte in Betracht: Di 11 als Nahpunkt. Er soll auf der Gegenseite gestochen werden, wenn die Schmerzen akut sind und homolateral, wenn die Schmerzen chronisch sind. Ma 36 kommt als Fernpunkt in Frage über die YangMing-Achse (=Di-Ma). Um die Fülle der Schmerzseite abzuleiten kommt kontralateral der Punkt Di 6 (Luo-Punkt saugt) in Betracht. Als Luo-

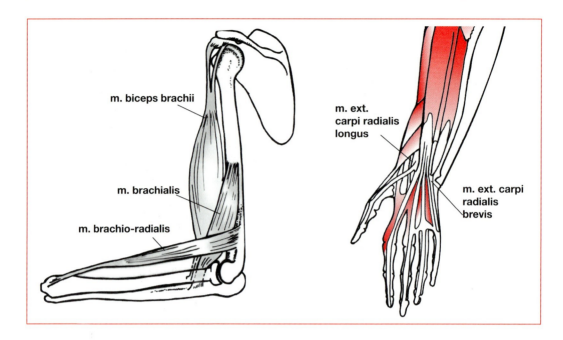

Punkt kann er vom Ellbogen den Schmerz nach unten am Arm ableiten. 3E 10 ist oft Triggerpunkt. Er wird homolateral oder kontralateral genadelt, je nachdem ob die Schmerzen chronisch (dann homolateral) oder akut (dann kontralateral) sind. Schmerz gilt immer als Füllesymptomatik und wird abgeleitet auf 3E 5 (Lo-Punkt) kontralateral. Homolateral wird über die Shao-Yang-Achse auf Gb 34 abgeleitet. Die Nahpunkte sind Ho-Punkte, da sie sich genau in der Nähe des Beugegelenks befinden. Nach dem Prinzip der Metamerie gehört der Ellbogen und das Knie zusammen. Daher werden auch am Knie die Ho-Punkte ausgewählt.

Golferellbogen

Bei ulnaren Schmerzen spricht man vom Golfer-Ellbogen. Hier sind eher die Pronatoren (z.B. m. pronator teres) und Flexoren (z.B. mm. flexor carpi radialis et ulnaris, palmaris longus und flexor digitorum superficialis) betroffen.

Der **m. pronator teres** zieht vom Epicondylus humeri ulnaris bis zur seitlich hinteren Fläche in der Mitte des Radius. Er ist Pronator und beugt den Arm im Ellbogengelenk.

Der **m. flexor carpi radiaiis** zieht vom Epicondylus humeri ulnaris bis zur Basis des 2. Mittelhandknochens. Er ist Pronator und Handbeuger.

Ellbogenschmerzen

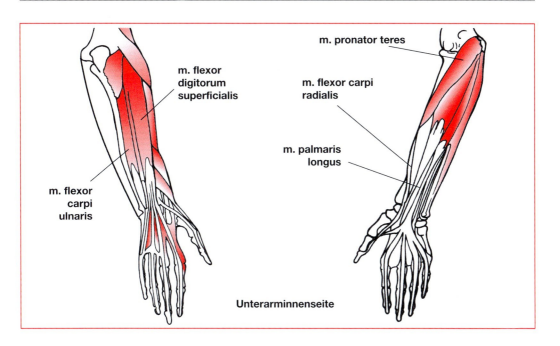

Der **m. flexor carpi ulnaris** zieht vom Epicondylus humeri ulnaris und dem Olecranon bis zur ulnaren Handwurzel. Er ist Handbeuger und Ulnarabduktor.

Der **m. palmaris longus** zieht vom Epicondylus humeri ulnaris zur Hohlhand (Palmaraponeurose). Er ist Volarflektor der Hand.

Der **m. flexor digitorum superficialis** zieht vom Epicondylus humeri ulnaris bis zur Basis der Mittelphalangen II–IV. Er ist Handbeuger.

Die ulnare Seite wird im Yang-Bereich vom Dünndarm-Meridian energetisch versorgt. Nahpunkt ist Dü 8 im Sulcus nervi ulnaris, er wird bei akuten Schmerzen auf der Gegenseite genadelt. Ebenso kontralateral wird Dü 3 (Tonisierungspunkt) und Dü 7 (Luo-Punkt) gestochen, um von der Schmerzseite abzuleiten. Über die Tai-Yang-Achse folgt nach dem Metamerieprinzip Bl 40 auf der Schmerzseite in der Kniekehle. Erfolgreich ist auch Bl 58 als Luo-Punkt homolateral zu stechen.

AKUPUNKTUR IN DER PRAXIS
Ellbogenschmerzen

Tennisellbogen

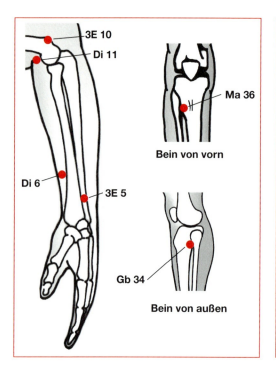

Bein von vorn

Bein von außen

Di 11:	Am Ende der Ellbeugefalte auf der Radialseite des Armes bei angewinkeltem Arm.
Ma 36:	1 Cun lateral der Tuberositas tibiae.
Di 6:	3 Cun über der Handgelenksbeugefalte zwischen Di 11 und Di 4.
3E 10:	1 Cun oberhalb der Spitze des Olecranons gelegen auf dem Oberarm.
3E 5:	2 Cun proximal von der dorsalen Handgelenksbeugefalte zwischen Ulna und Radius.
Gb 34:	etwas vor und etwas unterhalb des Fibulaköpfchens lateral am Bein.

Golferellbogen

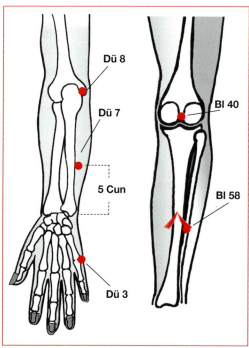

Dü 8:	Ellbogendorsalseite zwischen Olecranon und Epicondylus humeri ulnaris in einem Grübchen.
Dü 3:	auf der Spitze der proximalen Tüte, die an der ulnaren Handkante entsteht beim Faustschluß.
Dü 7:	5 Cun proximal der Handgelenksbeugefalte auf der ulnaren Armseite.
Bl 40:	in der Mitte der Kniekehle zwischen den beiden Grübchen.
Bl 58:	1 Cun vom Zusammentreffen der beiden Gastrocnemiusbäuche (hier Bl 57) entfernt, an der medialen Seite des lateralen Bauches unter Bl 57.

Ellbogenschmerzen

Im Ohr können die Meridianpunkte zur Verbesserung der energetischen Situation am Ellbogen führen. Je nach betroffenem Meridian kommt bei der Epicondylopathia humero-radialis der Punkt OP 91 (Dickdarm) oder OP 104 (3E) in Betracht. Bei der Epicondylopathia humero-ulnaris kann durch den Punkt OP 89 (Dünndarm) die energetische Situation im Dünndarm-Meridian verbessert werden. Die topographischen Punkte sind OP 37 für die HWS, OP 66 (Ellbogen) und je nach Schmerzausstrahlung auch die Punkte OP 65 (Schulter) und OP 67 (Handgelenk). Alle Punkte, die am Ohr gestochen werden sollen, müssen vorher ausgemessen werden.

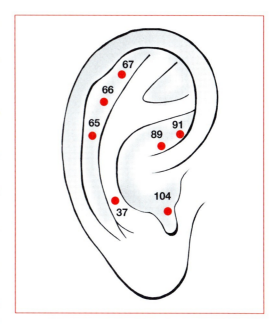

Dazu kann man ein einfaches Punktsuchgerät nehmen, wie zum Beispiel das Gerät „Akupunktur plus" der Fa. Medisana. Es zeigt die Punkte akustisch an, leider mit einem etwas nervenden Geräusch. Es bewährt sich auch, dem Patient ein solches Gerät auszuleihen, damit er sich im Intervall nach Anleitung selbst die Punkte gefahrlos stimulieren kann. Das Begleitbuch dazu gibt viele Anregungen. In der Praxis sollen die Ohrpunkte nur nach guter Desinfektion und auch nur mit sterilen Einmalnadeln gestochen werden. Die Punkte in der Scapha und auf der Anthelix können tangential gestochen werden, dadurch kann die Stichtiefe bis unter die Haut gerichtet werden, ohne daß der Ohrmuschelknorpel verletzt wird. An allen Stellen, die Knorpel enthalten, muß die Gefahr der Perichondritis beachtet werden. Gottseidank kommt diese Komplikation sehr selten vor, aber sie ist dennoch immer zu recht sehr gefürchtet. Das Ohr ähnelt dann nach einer solchen Knorpelhautentzündung einem Blumenkohl. Man spricht daher auch vom Blumenkohlohr. Ich warne alle meine Schüler immer ausdrücklich davor. Bei gewissenhaftem Vorgehen ist diese Gefahr gebannt.

5. Karpaltunnelsyndrom

Zur Behandlung des Karpaltunnel-Syndroms stehen Operationsmöglichkeiten zur Verfügung. Da die postoperativen Ergebnisse nicht immer gut sind, sollte vorher unbedingt mit wenig invasiven Methoden, die auch allesamt viel risikoärmer sind, ein Therapieversuch durchgeführt werden. Die Akupunktur bietet hier zu einem großen Prozentsatz die Möglichkeit, eine Operation zu umgehen.

Das Karpaltunnelsyndrom ist ein Nervenengesyndrom, wie es beim Menschen an vielen Stellen des Körpers vorkommt: z.B. an den Spinalnerven (Gao-Huang-Engesyndrom bei Th 4) oder am Nervus tibialis posterior als Tarsaltunnelsyndrom. Dabei ist das Karpaltunnelsyndrom als Nervus medianus-Engesyndrom das häufigste. Das dabei betroffene HWS-Segment ist C6–C7.

Der Karpaltunnel wird gebildet aus den beiden schalenförmig angeordneten Reihen der Handwurzelknochen. Diese sind zum Handrücken hin konvex und bilden daher eine Rinne. Auf der Hohlhandseite ist die Begrenzung des Karpaltunnels durch das Ligamentum carpi transversum gegeben. Es wird auch Retinaculum flexorum genannt, da es die Flexorensehnen umschließt. Damit wird die Karpalrinne zu einem Tunnel. Durch ihn verlaufen die Beugersehnen der Hand und eben der Nervus medianus.

Metabolische, rheumatische oder auch traumatische Ursachen können zu diesem Engesyndrom führen, bei

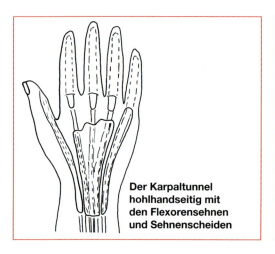

Der Karpaltunnel hohlhandseitig mit den Flexorensehnen und Sehnenscheiden

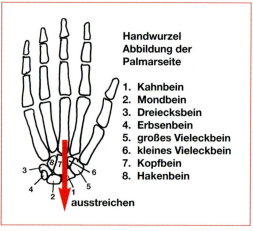

Handwurzel
Abbildung der Palmarseite

1. Kahnbein
2. Mondbein
3. Dreiecksbein
4. Erbsenbein
5. großes Vieleckbein
6. kleines Vieleckbein
7. Kopfbein
8. Hakenbein

ausstreichen

dem es zur Verdickung des Retinaculum flexorum kommt. Die klinische Diagnose wird durch das Krankheitsbild, sowie durch Röntgenaufnahmen gestellt und durch die Messung der verminderten Nervenleitgeschwindigkeit bewiesen. Das Krankheitsbild ist geprägt durch sensible und auch motorische Ausfälle des Nervus medianus, durch Nachtschmerz und im fortgeschrittenen Stadium durch Atrophie der Daumenballenmuskulatur (Thenarmuskulatur).

Die Schulmedizin bietet hierzu die operative Möglichkeit, das Flexorenband zu durchtrennen, um dem Nervus medianus Entlastung zu ermöglichen. Die Ergebnisse sind leider nicht immer zufriedenstellend. Daher ist es sinnvoll, zunächst alle anderen Möglichkeiten der Therapie zu nutzen. Teilweise lindert eine verordnete nächtliche Lagerungsschiene schon deutlich die Beschwerden. Daneben lohnt auch der Therapieversuch, chirotherapeutisch alle Handwurzelknochen einzeln gegeneinander zu mobilisieren. Auch dabei sieht man gute Teilerfolge.

Weitere Linderung bringt das „Ausstreichen" des Karpaltunnels. Dabei wird mit der Daumenkuppe der anderen Hand von der Mitte der Hohlhand über die Handwurzel hin bis zum distalen Unterarm fest streichend massiert. Anfangs spürt man teilweise ein deutliches Knirschen. Das kommt durch die Gewebesulzen, die sich später verteilen und auflösen. Diese Übung kommt aus der französischen Schule der Osteopathie und ist sehr erfolgreich, gerade auch in der Kombination mit Akupunktur. Der Patient kann sich nach einer Anleitung täglich mehrmals selbst behandeln.

Akupunkturgesichtspunkte

Nach Auffassung der traditionell chinesischen Medizin ist das Karpaltunnelsyndrom als Schwächung der Meridiane Lunge und Pericard zu sehen. Es soll hier ein energetischer Ausgleich geschaffen werden. Das ist am ehesten möglich über die Luo-punkte (auch genannt Lo-Punkte oder Durchgangs- bzw. Passagepunkte). Sie schaffen die Verbindungen über die transversalen Luo-Gefäße zum jeweils gekoppelten Meridian. Bei Beschwerden im Bewegungsapparat wählt man die erfolgversprechenden Luo-Punkte des in Leere befindlichen Meridians oder auch auf der Gegenseite zum Schmerzgeschehen. Man nimmt daher an, daß die Luo-Punkte Energie ansaugen können. Auch die gegenteilige Anschauung wird vertreten. Es ist sogar auch therapeutisch wirksam, die Yuan-Punkte der Leere zu stechen, aber bitte probieren Sie die Empfehlung, den Luo-Punkt der Leere zu stechen, sie werden deutlichere Erfolge sehen.

Hier wird Lu 7 und Pe 6 gestochen, dazu die Yuan- Punkte der gekoppelten Meridiane. Das sind Di 4 und 3E 4. Die Yin-Tonisierungspunkte stärken die Energie der schwachen Yin-Meridiane. Es sind die Punkte Lu 9 und Pe 9. Letzterer ist in diesem Fall auch gleichzeitig Ting-Punkt des Meridians, ich steche ihn nur bei Therapieresistenz, da

Punktlokalisationen:

Lu 7:	proximal des Processus styloideus radii etwa 1,5 cun proximal der Handbeugefalte auf der Radialiskante
Pe 6:	2 cun proximal der Mitte der Handgelenksbeugefalte
Di 4:	in der Interdigitalfalte zwischen 1. und 2. Os metadarpale 1/3 der Strecke zwischen proximalem und distalem Ende der Winkelhalbierenden
3E 4:	etwas proximal der Mitte der dorsalen Handgelenksfalte
Lu 9:	an der radialen Seite der Handgelenksbeugefalte über der Pulstaststelle der Arteria radialis. Der Punkt wird auf der Schmerzseite tonisierend gestochen und auf der kontralateralen Seite sedierend.
Pe 9:	Mitte der Mittelfingerkuppenspitze
Di 6:	3 cun proximal der Handgelenksbeugefalte auf der Strecke zwischen Di 4 und Di 11. Dieser Punkt wird auf der Seite des Schmerzes sedierend gestochen und auf der kontralateralen Seite tonisierend,
3E 5:	2 cun proximal der Mitte der dorsalen Handgelenksfalte, zwischen den beiden Unterarmknochen Ullna und Radius. Der Punkt wird wie Di 6 auf der Schmerzseite sedierend gestochen und auf der kontralateralen Seite tonisierend.
Pe 7:	Mitte der Handgelenksbeugefalte
Ma 40:	in der Mitte zwischen dem Kniegelenksspalt und der Ebene des Malleolus externus etwa 1 cun lateral von Ma 38 neben der Schienbeinvorderkante
Gb 34:	seitlich am Unterschenkel vor und knapp unterhalb des Fibulaköpfchens
NP 69:	im Areal des Pericard-Meridians etwa 2 cun cranial der vorderen Achselfalte
Di 2:	radiale Kante des 2. Fingers etwas distal vom Metacarprophalangealgelenk
3E 10:	1 cun oberhalb des Olecranons in der fossa olecrani des Humerus bei gebeugtem Arm

Seitenzuordnung

homalateral:	Lu 7,	Pe 6	Lo Yin
	Di 4,	3E 4	Yuan-Yang
	Lu 9,	Pe 9	Ton. Yin
	Di 2,	3E 10	Sed. Yang
	Ma 40,	Gb 34	Achsen-Fernpunkte
	NP 69		bei Xu-Patienten
kontralateral:	Di 6,	3E 5	Lo Yang
	Lu 9,	Pe 7	Yuan Yin

er sehr schmerzhaft ist. Eine gute Alternative ist es, diesen Punkt mit Moxa zu behandeln, zumal ja auch energetische Schwäche vorliegt, die man durch Moxibustion am leichtesten ausgleichen kann.

Karpaltunnelsyndrom

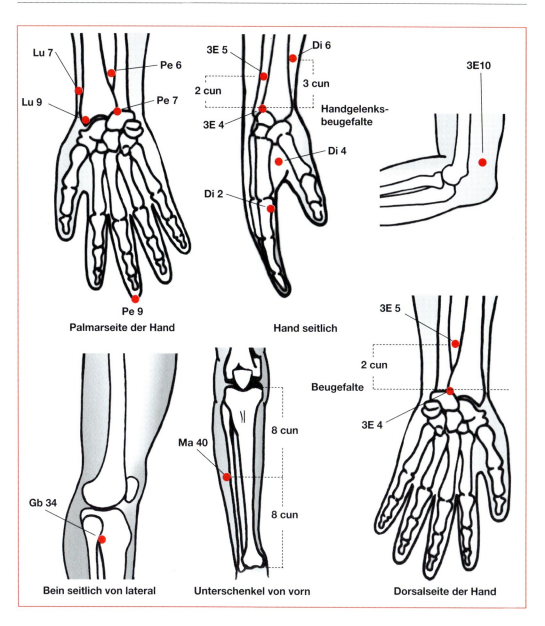

Die Yang-Sedierungspunkte schwächen das Yang und stellen der Yin-Seite somit mehr Energie zur Verfügung. Ich steche also auf der homolateralen Seite des Schmerzes auch die Punkte Di 2 und 3E 10.

Fernpunkte werden dazu ebenfalls homolateral über die Yang-Achse ausgewählt, je nach Druckdolenz wird Ma 40 oder. Gb 34 gestochen Der Magen-Meridian bildet mit dem Dickdarm-Meridian im ersten Umlauf die Yang-Ming-Achse. Der Gallenblasen-Meridian bildet mit dem Drei-Erwärmer-Meridian im dritten Umlauf die Shao-Yang-Achse. Es werden die Yang-Achsen gewählt, weil alle Schmerzen zu 90% besser über die Yang-Schienen therapierbar sind.

AKUPUNKTUR IN DER PRAXIS
Karpaltunnelsyndrom

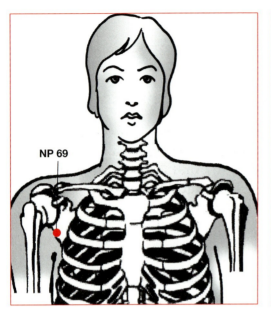

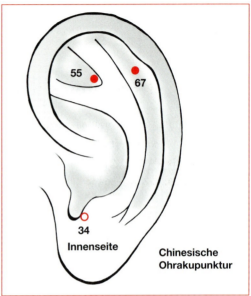

Auf der kontralateralen Seite wird umgekehrt vorgegangen. Es werden die Lo-Punkte der Yang-Meridiane, also Di 6 und 3E 5 sowie die Yuan-Punkte der Yin-Meridiane also Lu 9 und Pe 7 gestochen. Bei Patienten vom Schwäche-Typ (zierliche Patienten) wird der NP (= Neupunkt) 69 mitgestochen. Er ist auf der homolateralen Seite zu stechen und befindet sich 2 cun oberhalb des oberen Endes der vorderen Achselfalte.

In der chinesischen Schule der Ohrakupunktur kommen beim Karpaltunnelsyndrom folgende Punkte zum Einsatz:

OP 67: Handgelenk, gelegen in der Scapha in Höhe des Tuberculum auriculae darwinii, homolateral zu stechen.

OP 34: graue Substanz, gelegen an der vorderen Innenseite des Antitragus etwa auf dessen halber Höhe, eventuell beidseitig stechen. Er wirkt allgemein schmerzstillend und antiphlogistisch.

OP 55: Shen men = Tor der Götter, gelegen am dorsalen Winkel der Fossa triangularis, eventuell ebenfalls beidseits zu stechen. Er wirkt auch allgemein schmerzstillend und antiphlogistisch sowie sedierend.

Die Punkte am Ohr sollen nur gestochen werden, wenn sie aktiv sind. Das ist z.B. durch ein Punktsuchgerät auszumessen. Ich verwende in der Praxis meist das sehr preiswerte Gerät der Firma Medisana „Akupunktur plus", was sich durch Zuverlässigkeit und ausreichende Genauigkeit bei mir bestens bewährt hat, zu beziehen z.B. bei P. Nawrot in Großostheim.

6. Syndrome der unteren Wirbelsäule

Patienten mit tiefsitzenden Rückenschmerzen machen einen relativ großen Anteil im Praxisalltag aus. Nach vorausgehender guter Diagnostik und Differenzierung kann dabei auch die Akupunktur sehr gute Dienste leisten.

Mit Akupunktur kann man bei der Therapie der Radikulärsyndrome im Lumbosacralbereich nur die pseudoradikuläre Komponente beseitigen. Meist führt das schon zu einer deutlichen Schmerzlinderung. Ebenfalls ist es von Vorteil, daß die meisten dieser Beschwerden sowieso viel häufiger Pseudoradikulärsyndrome sind. Dieses überschreitet die Segmentgrenzen der z.B. Dermatomgrenzen und verläuft im Versorgungsgebiet der Muskelketten. Darum ist die Schmerzausstrahlung ins Bein auch nicht genau mit den Dermatomgrenzen identisch. Analog dieser Muskelfunktionsketten unterscheidet man drei verschiedene Typen:

Ventraltyp

Am Bein strahlt dabei der Schmerz nach vorn in den Oberschenkel aus, nach vorn und nach innen in den Unterschenkel bis hinunter zum großen Zeh. Der Patient zeigt Beschwerden beim Hackengang. In Bauchlage ist das Lasègue-Zeichen positiv, d.h. der Therapeut hebt dabei den Patientenoberschenkel nach hinten, wobei der Patient ausstrahlende Schmerzen verspürt.

Die Pseudoradikulärsyndrome der unteren Wirbelsäule zeigen so gut wie immer eine Fülle im Yang-Bereich, daher ist es sinnvoll, das Yang auf der Schmerzseite zu sedieren, das Yin muß tonisiert werden. Diese Methode hat sich in der Praxis besonders gut bewährt. Sie führt zu energetischem Ausgleich der Versorgung über die fließende Meridianenergie.

Therapeutisch beginnt man auf der Gegenseite des Schmerzes, also auf der Leere-Seite. Hier wird zunächst der Yang-Meridian tonisiert mit Ma 41 (Tonisierungspunkt) und mit Ma 40 (Luo-Punkt, er saugt auf diese Seite die Fülle von der betroffenen Seite des Schmerzes ab). Man nennt diese Methode „Luo-Punkt der Leere stechen". Die meisten Akupunkteure haben bisher über den Luo-Punkt Fülle abgeleitet nach der energetischen Lehre von Bischko, doch es sind tatsächlich beide Ausgleichsfunktionen möglich. Positive Erfahrungsberichte bestätigen den Erfolg dieser Methode.

Eventuell kann auch der Xi-Cleft = Akutpunkt Ma 34 dazu gestochen wer-

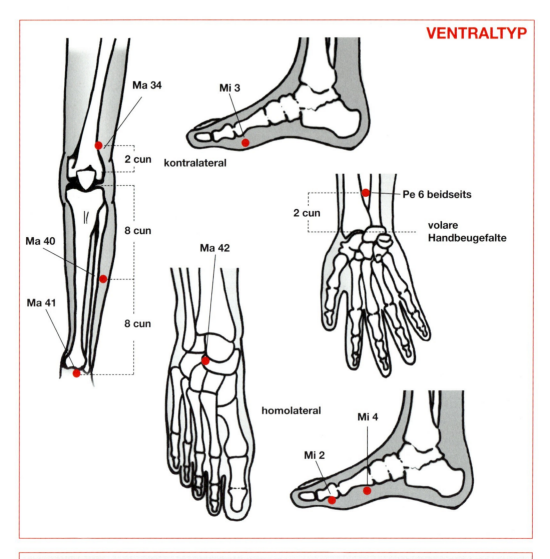

VENTRALTYP

a) **Ventraltyp:** projiziert sich etwa im Dermatom L3/L4, die Schmerzen verlaufen entlang der Meridiane Magen und Milz.

b) **Lateraltyp:** projiziert sich etwa im Dermatom von L5 seitlich am Bein entlang des Gallenblasenmeridians.

c) **Dorsaltyp:** projiziert sich etwa im Verlauf des Dermatoms S1 dorsal am Bein entlang des Blasenmeridians.

den. Der Yin Meridian kann mit dem Punkt Mi 3 (Yuan = Quell-Punkt) den Lo-Punkt Ma 40 in der Wirkung verstärken.

Auf der homolateralen Seite soll nur dann behandelt werden, wenn bei dem Schmerzgeschehen eine chronische Komponente vorhanden ist. Damit erfüllt man die Regel „je akuter, desto ferner", die besagt, daß bei akuten Beschwerden möglichst das Nahgebiet der Schmerzen gemieden und Fernpunkte oder die kontralaterale Seite bevorzugt werden sollen.

Auf der Schmerzseite muß das Yin tonisiert werden (Yang-Fülle ableiten). Dazu eignet sich der Punkt Mi 2 (Tonisierungspunkt). Die Yin-Seite befindet sich grundsätzlich in einem relativen Schwäche-Zustand, wenn die Yang-Seite durch das Schmerzgeschehen Fülle-Symptomatik aufweist. Daher ist nach der nun schon bekannten Regel „Luo-Punkt der Leere stechen" Mi 4 ein gut wirksamer Punkt, denn er saugt die Fülle aus dem gekoppelten Magenmeridian ab.

Der Magenmeridian selbst wird sediert mit Ma 45 und dem Yuan-Punkt Ma 42. Der Yuan-Punkt vermag immer die sedierende Wirkung des jeweiligen Sedierungspunktes zu verstärken. Gleichzeitig verstärkt er die Wirkung des Luo-Punktes auf dem gekoppelten Meridian (Mi 4).

Im Fall, daß durch die akute Symptomatik die Nahpunkte für die Akupunktur wegfallen, kann man eine Behandlung im Nahgebiet durchführen, zum Beispiel mit der Injektion eines homöopathischen Mittels intra- und subcutan im Bereich der betroffenen Wirbelsegmente. Die subcutane Injek-

---

Lokalisationen der zu stechenden Akupunkturpunkte

Kontralaterale Seite

Ma 41: auf dem Fußrücken auf der Mitte der Mittelfußfalte zwischen den mm. extensor digitorum longum und extensor hallucis longus, der Punkt heißt auch Wunderpunkt des Beines.

Ma 40: in der Mitte zwischen dem Kniegelenksspalt und dem oberen Sprunggelenk neben der Fibula zwei Cun lateral der Tibiavorderkante, das sind auch genau 5 Cun unter Ma 36.

Ma 34: zwei Cun oberhalb der Patellaoberkante auf einer senkrechten Linie der lateralen Patellabegrenzung

Mi 3: am inneren Fußrand am Übergang der Hornhautgrenze etwa ein Cun proximal des ersten Metatarsalköpfchens

Homolaterale Seite = Seite des Schmerzes

Mi 2: Am inneren Rand der Großzehe am Übergang der Hornhautgrenze etwas distal vom Metatarso-Phalangealgelenk

Mi 4: am inneren Fußrand am Übergang der Hornhautgrenze etwas distal der Basis vom ersten Metatarsalknochen

Ma 45: am lateralen Nagelwinkel der zweiten Zehe

Ma 42: 1,5 Daumenbreiten (Cun) distal von der Mitte des oberen Sprunggelenkes am höchsten Punkt des Fußrückens genau über der a. tibialis anterior

tion ist für den Patienten zwar meist viel weniger schmerzhaft, allerdings ist die streng intracutane Quaddel wesentlich besser wirksam, denn auch 90 Prozent der Schmerzrezeptoren liegen intracutan.

Im LWS-Bereich hat sich eine Mischung aus je einer Ampulle Formicain® (Firma DHU), mit Traumeel® und Discus compositum® (Firma Heel) bewährt. Man spricht dabei von der NHA-Methode (Neuraltherapie mit Homöopathie an Akupunkturpunkte).

Die geeigneten Punkte dazu findet man in der LWS-Region durch die Rückmeldung des Patienten, das nennt man die „Dawos-Methode" (da, wo's weh tut), auch Ah-shi-Punkte genannt. Oder Sie suchen gezielt die entsprechenden Punkte vom Lenkergefäß, die Huatuojiaji-Punkte, und die Punkte des medialen und lateralen Astes des Blasenmeridians auf. Die Huatuopunkte befinden sich 0.75 Cun lateral des jeweiligen Dornfortsatzes. Sie entsprechen den Facettengelenken der Wirbel untereinander. Hier kann man auch in etwas tiefere Regionen injizieren als nur subcutan.

Wenn der Schmerz schon lange besteht oder wenn beidseits ausstrahlende Schmerzen vorliegen, bewähren sich besonders die außerordentlichen Meridiane. So wird mit Pe (=KS) 6 der Yin-Wei-Mei aufgeschlossen, er folgt dem ventralen Bereich und führt in der Schmerzregion zu verbesserter energetischer Versorgung. Er hat durch seinen Verlauf im Bauchraum einen direkten Einfluß auf das anatomische Gebiet des Magens. Pe 6 liegt 2 cun proximal der volaren Handbeugefalte, auf dem Unterarm zwischen den beiden Sehnen der mm. flexor carpi radialis und palmaris longus.

Außerordentliche Meridiane werden auch Wundermeridiane genannt. Dieser Begriff ist sicher etwas gewagt, aber die Erfahrungen zeigen tatsächlich, daß über die Mo-Punkte zum einschalten der außerordentlichen Meridiane große Wirkung erzielt wird. Sie verknüpfen in einigen Körperregionen mehrere Hauptmeridiane. Daher stellen sie sozusagen Zusatzenergie für ein Gebiet zur Verfügung.

Dies gilt sowohl in der tonisierenden Form, als auch für die Sedierung, denn gestaute Energie kann damit in mehrere Meridiane abfließen. Im oberflächlichen Verlauf benutzen sie überspringend die Punkte der Hauptmeridiane. Nur das Lenkergefäß hinten und das Konzeptionsgefäß vorn in der Mittellinie des Körpers haben eigene Punkte.

Besonders wirksam sind die Mo-Punkte auch, wenn von innen kommende Ursachen das Krankheitsbild mit beeinflussen. Das ist der Fall bei Schmerzprojektionen vom Organ aus oder bei psychischer Mitbeteiligung.

Lateraltyp

Hierbei strahlen die Schmerzen seitlich ins Bein aus im Gebiet des Gallenblasenmeridians. Der Hackengang ist vermindert bis unmöglich. Auch hier wird wieder die Schmerzseite als Fülle-Seite bezeichnet. Diese Fülle des Gallenblasenmeridians soll zur Gegenseite abge-

AKUPUNKTUR IN DER PRAXIS
Syndrome der unteren Wirbelsäule

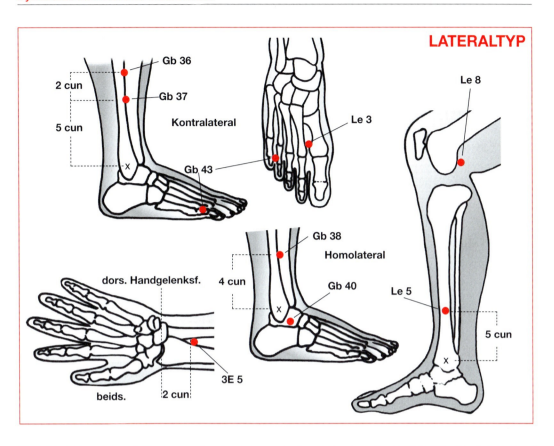

Lokalisationen der zu stechenden Akupunkturpunkte

Kontralaterale Seite

Gb 43: t zwischen 4. und 5. Mittelfußknochen direkt distal vom Metatarso-Phalangealgelenk

Gb 37: Lo 5 Cun oberhalb des malleolus externus vor der Fibula

Gb 36: Xi 7 Cun oberhalb des malleolus externus vor der Fibula

Le 3: Yuan zwischen 2. und 3. Mittelfußknochen etwa 2 Cun proximal der Interdigitalfalte

Homolaterale Seite = Seite des Schmerzes

Gb 38: S 4 Cun oberhalb des malleolus externus vor der Fibula

Gb 40: Yuan vor und unterhalb des malleolus externus in einer kleinen Vertiefung

Le 5: Lo 5 Cun oberhalb des malleolus internus

Le 8: t am medialen Rand der Kniegelenksbeugefalte in einer kleinen Kuhle vor den Sehnen der mm. semimembranosus und semitendinosus

leitet werden, daher wird kontralateral zum Schmerz der Punkt Gb 43 (Tonisierungspunkt), Gb 37 (Luo-Punkt) sowie eventuell Gb 36 (Xi-Cleft-Punkt = Akutpunkt) gestochen. Auf dem gekoppelten Lebermeridian verstärkt der Punkt Le 3 (Yuan-Punkt = Quellpunkt) die Wirkung.

Bei chronischer Komponente wird auch auf der Seite des Schmerzes genadelt. Hier wird das Yang sediert mit Gb 38, Gb 40 (Yuan-Punkt = Quellpunkt), er unterstützt die sedierende Wirkung von Gb 38. Das Yin wird tonisiert mit Le 8 und dem Luo-Punkt Le 5, der als Luo-Punkt der Leere wiederum die Energie ansaugen kann.

Der Punkt 3E 5 als Mo-Punkt (Schlüsselpunkt) des Yang-Wei-Mei bewährt sich bei chronischen oder beidseits ausstrahlenden Schmerzen lateral am Bein. Der Yang-Wei-Mei folgt als außerordentlicher Meridian der lateralen Seite des Körpers. Es befindet sich 2 Cun proximal der dorsalen Handgelenksfalte zwischen Radius und Ulna.

Punktlokalisationen zum Dorsaltyp

Kontralateral

- Bl 58: etwa 1 Cun lateral und caudal von der Mitte der Bäuche des m. gastrocnemius hinten am Unterschenkel
- Bl 67: lateraler Nagelwinkel der kleinen Zehe
- Bl 63: am lateralen Fußrand an der Hornhautgrenze etwas proximal vom 5. Mittelfußknochen
- Ni 3: zwischen malleolus internus und Achillessehne

Homolaterale Seite = Seite des Schmerzes

- Bl 65: am lateralen Fußrand an der Hornhautgrenze proximal vom 5. Metatarso-Phalangealgelenk
- Bl 64: am lateralen Fußrand an der Hornhautgrenze distal vom 5. Metatarso-Phalangealgelenk
- Ni 7: am Vorderrand der Achillessehne etwa 2 Cun oberhalb der Höhe vom malleolus internus
- Ni 4: am Vorderrand der Achillessehne in Höhe der Unterkante der Tibia

Dorsaltyp

Hier spricht man vom S1-Syndrom. Der Patient klagt dabei über ausstrahlende Schmerzen im Bereich des Blasenmeridians auf der Rückseite des Beines, eventuell auch noch über Schmerzen, die durch die Kniekehle bis hin zum kleinen Zeh ziehen. Die Schmerzseite ist auch hier wieder die Fülle-Seite, also Fülle im Blasenmeridian.

Auf der Gegenseite beginnt man mit der Therapie: Bl 58 (Lo-Punkt) und Bl 67 (Tonisierungs-Punkt). Dieser Ting-Punkt ist weniger schmerzhaft mit Moxa zu behandeln. Dadurch wird gleichzeitig die tonisierende Wirkung verbessert. Ni 3 (Yuan-Punkt) verstärkt die Wirkung von Bl 58. Eventuell kann man Bl 63 (Xi-Cleft-Punkt = Akutpunkt) dazunadeln, wenn starke akute Schmerzen vorliegen.

Auf der homolateralen Seite soll das Yang sediert werden durch Bl 65 (Sedierungspunkt) und durch Blase 64 (Yuan-Punkt). Das Yin wird mit Ni 7 (Tonisierungspunkt) und Ni 4 (Lo-Punkt) gestärkt.

Auf der Schmerzseite wird wieder nur dann genadelt, wenn eine chronische Komponente vorliegt.

Bei beidseits ausstrahlenden Schmerzen oder wenn das Schmerzgeschehen schon lang andauert, bewährt sich der Punkt Bl 62 (Mo-Punkt) als Schlüsselpunkt für den außerordentlichen Meridian Yang-Qiao-Mei. Dieser folgt dem Yang-Bereich.

Schmerzausstrahlung (Zusammenfassung der Steuerungspunkte)

kontralateral	vorne	seitlich	hinten
Yang Lo-Punkt	Ma 40	Gb 37	Bl 58
Yang Tonis.pkt.	Ma 41	Gb 43	Bl 67
Yang Akutpunkt (Xi)	Ma 34	Gb 36	Bl 63
Yin Yuan-Punkt	Mi 3	Le 31	Ni 3
homolateral			
Yang Sed.-pkt.	Ma 45	Gb 38	Bl 65
Yang Yuan-Punkt	Ma 42	Gb 40	Bl 64
Yin Tonis.pkt	Mi 2	Le 8	Ni 7
Yin Lo-Punkt	Mi 4	Le 5	Ni 4
Mo-Punkt als Schlüsselpunkt	Pe 6	3E 5	Bl 62

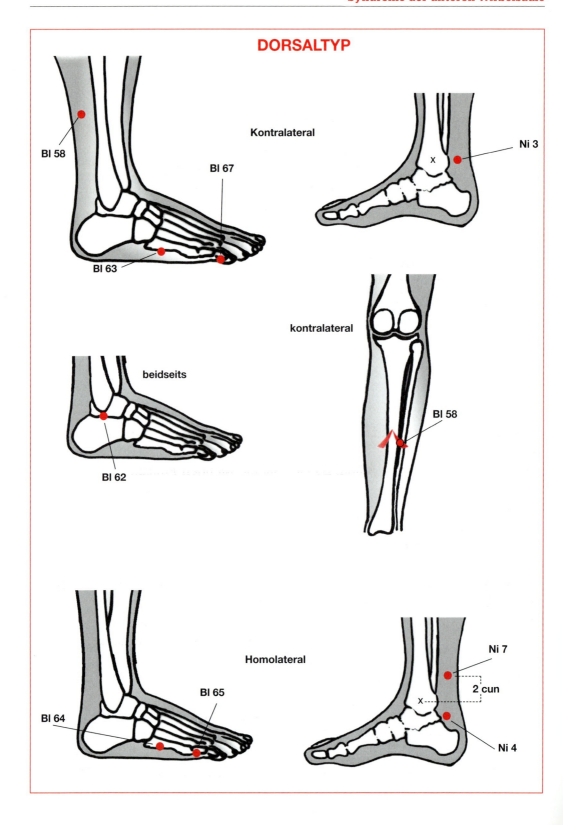

7. Coxalgie

Die Ursachen für Hüftschmerzen sind oft sehr unterschiedlich. Mit einer einfachen Diagnostik und der entsprechenden Akupunktur kann man vielen Patienten Erleichterung ihrer Beschwerden verschaffen.

Schmerzen an der Hüfte können von den Hüftbändern, von Blockierungen im Iliosakralgelenk und vom Hüftgelenk selbst ausgehen.

Hüftbänder

Zu einem Teil sind an der Entstehung der Hüftschmerzen die Bänder der Hüfte beteiligt. Hier ist eine Einteilung nach den Yang-Achsen möglich. Es ist vor allem die Enthesopathie, die zu schmerzhaften Muskelreaktionen führt. Sie kann durch entsprechende Akupunkturpunkte gemindert oder sogar ganz aufgehoben werden. Das lig. iliolumbale verläuft von den Querfortsätzen L4/L5 zum Darmbeinkamm und wird über die Yang-Ming-Achse behandelt. Geprüft wird es beim auf dem Rücken liegenden Patienten. Das angezogene Knie der zu prüfenden Seite wird nach unten gegen die Liege gedrückt und unter beibehaltenem Druck in die Richtung zur gegenseitigen Hüfte bewegt. Der Schmerz, der sich jetzt bemerkbar macht, kann durch das lig. iliolumbale verursacht sein. Es werden die Punkte Di 10 oder Di 11 homolateral gestochen.

Das lig. sacrotuberale verläuft zwischen Kreuzbein und dem tuber ischiadicum des Sitzbeins und wird zur homolateralen Schulter geprüft und mit NP 58 behandelt. Dieser Neupunkt liegt genau unter dem tuber ossis ischii. Ich spritze hier meist 1 ml Formicain® oder Pasconeural N® oder wahlweise auch kleine Mengen Procain 1%ig® Steigerwald. Dabei bleibt der Patient in Rückenlage und hält seine Beine unter den Knien fest, so daß der Sitzbeinhöcker nicht mehr auf der Unterlage liegt. Diese Position ist für den Patienten bequemer als die Knie-Ellbogen-Lage und auch weitaus weniger peinlich. Das lig. sacrotuberale wird dem dritten Umlauf zugeordnet, hier der Shao-Yang-Achse, zu der auch der NP 58 gehört.

Die ligg. sacroiliacae (Kreuzdarmbeinbänder zwischen Kreuzbein und Darmbein) werden zur kontralateralen Schulter geprüft und über die Tai-Yang-Achse mit Dü 3 und Dü 6 behandelt.

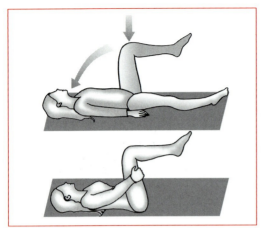
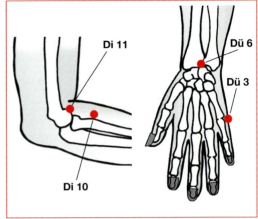
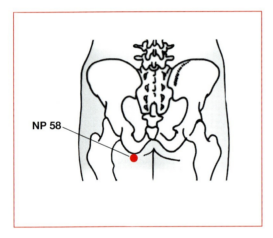

Di 11:	am radialen Ende der Ellbeugefalte
Di 10:	2 cun distal von Di 11
NP 58:	am tuber ischiadicum
Dü 6:	an der ulnaren Dorsalseite der Hand radial vom processus styloideus ulnae gelegen
Dü 3:	auf der Spitze der proximalen Tüte am ulnaren Handrand bei geballter Faust

Blockierungen im Iliosacralgelenk

Das große Hüftgelenk blockiert nicht, wohl aber die kleinen Gelenke wie das ISG. Man unterscheidet die craniocaudale Blockierung von der dorsoventralen.

Craniocaudale Blockierung im ISG

Die Spina iliaca anterior superior steht auf der betroffenen Seite höher, das Bein ist außenrotiert. Oft liegt auch gleichzeitig eine lumbosacrale Blockierung vor. Die betroffenen Muskeln sind: m. iliacus, m. rectus femoris und der m. sartorius. Sie sind durch vermehrte Anspannung hyperton und können durch folgende Akupunkturpunkte gelockert werden:

Bl 62 entspannt den m. iliacus, PaM156 (= Ex 31) entspannt den m. rectus femoris und Mi9 am pes anserinus den m. sartorius. Bl 62 entspannt den m. iliacus auch in vielen Fällen, bei denen Patienten über unklare Bauchbeschwerden klagen und kein Facharzt etwas Pathologisches finden kann.

AKUPUNKTUR IN DER PRAXIS
Coxalgie

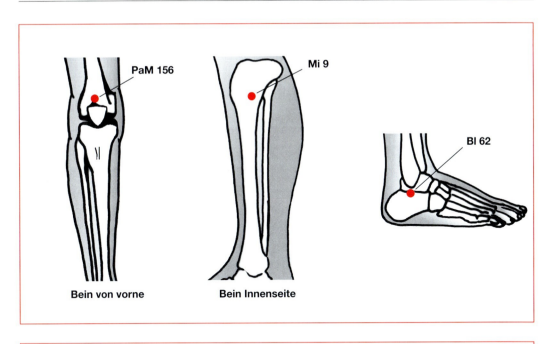

Bl 62: unter dem malleolus externus in einer kleinen Vertiefung, schaltet den außerordentlichen Meridian Yang-Qiao-Mei ein

PaM 156: oberes Knieauge auf der Mitte der Oberkante der Patella

Mi 9: Unterschenkelinnenseite unter dem Tibiacondylus am pes anserinus

Dorsoventrale Blockierung im ISG

Dabei steht die betroffene spina iliaca anterior superior tiefer und das Bein im Oberschenkel in Innenrotation oder in Neutralstellung. Kennmuskel ist der m. adductor longus. Er kann mit dem Patrick'schen Zeichen überprüft werden. Dabei liegt der Patient auf dem Rücken, das Bein ist im Oberschenkel außenrotiert und im Knie gebeugt. Die Fußsohle ist an das kontralaterale Bein gelegt oder je nach Sportlichkeit sogar mit dem Außenknöchel der kontralateralen Kniescheibe aufgelegt. Wenn dabei Druck auf das gebeugte Knie Schmerzen auslöst, so ist das Patrick'sche Zeichen positiv, z.B. bei Coxarthritis oder auch hier bei der dorsoventralen ISG-Blockade. Bei der Hüftarthrose kann dieser Test auch positiv ausfallen.

Beteiligt sind neben dem m. adductor longus folgende Muskeln:

m. biceps femoris, m. semitendinosus m. semimembranosus.

Der m. adductor longus wird durch die Punkte Mi 11 homolateral und Gb 22 kontralateral entspannt, die übrigen Muskeln durch den NP 58 (s.o.).

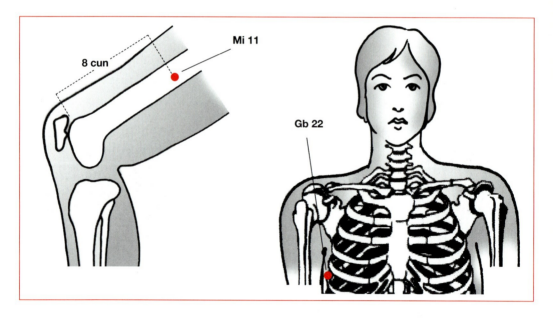

Akute Schmerzen, die vom großen Hüftgelenk ausgehen

Der Patient klagt meist über Schmerzen im Bereich der Oberkante des Hüftknochens. Hier verläuft der außerordentliche Meridian Dai-Mei (Gürtelgefäß) mit dem Areal des Punktes Gb 26 am cranialen Rand der crista iliaca (Achtung: dieses Areal hat eine andere Lokalisation als der klassische Punkt Gb 26). Bei akuten Schmerzen sind Fernpunkte besser geeignet. Nach dem Prinzip der Metamerie ist an der Schul-

Mi 11:	mitten auf der Oberschenkelinnenseite, 8 cun oberhalb der Patellaoberkante
Gb 22:	auf dem Thorax in der Linie der vorderen Achselfalte 3 cun unter ihr

Gb 26:	hier ist das Areal des 26. Gallenblasenpunktes gemeint, es liegt genau auf dem lateralen Anteil der crista iliaca, es wird mit etwa 4–5 Nadeln von oben auf die crista gestochen mit Periostkontakt oder mit einer Nadel sozusagen aufgefädelt.
3E 14:	bei abduziertem Arm auf der Schulter im hinteren Grübchen der Rinne, die zwischen Arm und Rumpf liegt
Bl 54:	in Höhe des 4. foramen sacrale 3 cun lateral der Mittellinie
Dü 11:	auf dem m. infraspinatus in der Mitte der fossa infraspinata der Scapula.

AKUPUNKTUR IN DER PRAXIS
Coxalgie

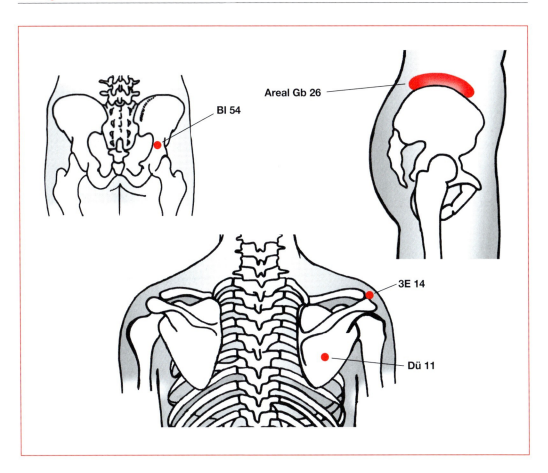

ter der Punkt 3E 14 auf der Schulterhöhe über die Shao-Yang-Achse der analoge Punkt zu Gb 26. Als Nahpunkt befindet sich ferner Bl 54 genau über dem m.piriformis, der oft als Außenrotator der Hüfte zur Coxalgie mit beiträgt. Der metamere Fernpunkt ist Dü 11.

8. Gonalgie

Gonalgien betreffen heute in zunehmendem Maß auch junge Patienten. Wenn noch keine großen strukturellen Defekte vorhanden sind, ist der Therapieversuch mit Akupunktur immer anzuraten. Die Schmerzbehandlung ist meist recht schnell erfolgreich.

Die analgetische Wirkung der Akupunktur ist der wissenschaftlich am meisten erforschte und akzeptierte Effekt dieses Naturheilverfahrens. Nicht zuletzt deshalb ist eine Domäne der Akupunktur die Therapie schmerzhafter Krankheitsbilder des Bewegungsapparates. Am Beispiel der Gonalgie, eines der häufigsten orthopädischen Beschwerdebilder, kann dies eindrucksvoll in der Praxis nachvollzogen werden. Indikationen zur Akupunktur für Kniegelenksschmerzen sind traumatische, arthrotische, arthritische und rheumatische Zustände. Wobei angemerkt werden muß, daß Gonalgien ohne Arthrose deutlich leichter zu behandeln sind als degenerative Gelenkprobleme.

Die Akupunktur kann nach ausgiebiger Anamnese und Befunderhebung, in der Hüftgelenkserkrankungen und statische Fehlbelastungen der Füße ausgeschlossen werden müssen, erfolgen. Abhängig von den Ursachen erfolgt die Auswahl der Akupunkturpunkte.

Punkte bei Durchblutungsstörungen

Durchblutungsstörungen der unteren Extremität sind oft an einer Gonalgie beteiligt. Hier haben sich die Bafeng-Punkte sehr bewährt. Sie fördern die Trophik in der gesamten unteren Kör-

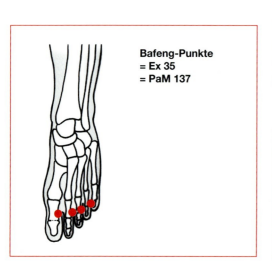

Bafeng-Punkte
= Ex 35
= PaM 137

Ex 35 = Bafeng-Punkte
= PaM 137 sind je 4 Punkte am Fußrücken zwischen den Zehen 0.5 Cun proximal der Schwimmhäute

perhälfte. Die Nadeln sitzen dabei an der Stelle der arteriovenösen Anastomosen am Fuß.

Knieschmerzen werden durch die auftretende Lokalisation den Segmenten der WS und den Meridianen zugeordnet. Damit werden Nahpunkte, Fernpunkte und Metameriepunkte verständlich. Metameriepunkte sind solche, die sich von oben nach unten am Körper entsprechen. So gehört die Schulter mit der Hüfte zusammen, der Ellbogen mit dem Knie und die Hand mit dem Fuß. An den Extremitäten sind bei jeder Erkrankung metamere Punkte gute Fernpunkte. Am Knie sind alle Lokalpunkte Ho-Punkte, das heißt es handelt sich bei jedem Meridian um den 5. antiken Punkt. Dazu sind am Ellbogen ebenfalls die Ho-Punkte die metameren Fernpunkte.

Schmerzlokalisation bestimmt Akupunkturpunkte

Schmerzen auf der Innenseite des Kniegelenks gehören zum Segment L4. Bei Ausstrahlung nach vorn wählt man den Nahpunkt Mi 9 und den Metameriepunkt Lu 5. Ausstrahlung zur Mitte erfordert Nahpunkt Le 8, Metameriepunkt Pe 3 und Fernpunkt NP 69. Ausstrahlung nach hinten: Nahpunkt Ni 10, Metameriepunkt He 3, Fernpunkt NP 69.

Mi	**9:**	am Pes anserinus an der Unterkante der Tibiainnenseite
Lu	**5:**	Mitte der Ellbeugefalte radial der Bizepssehne
Le	**8:**	etwas vor dem medialen Ende der Kniebeugefalte
Pe	**3:**	Mitte der Ellbeugefalte ulnar der Bizepssehne
Ni	**10:**	etwas hinter dem medialen Ende der Kniebeugefalte
He	**3:**	am Ende der ulnaren Ellbeugefalte
NP	**69:**	2 Cun oberhalb der vorderen Axillarfalte auf dem Rumpf

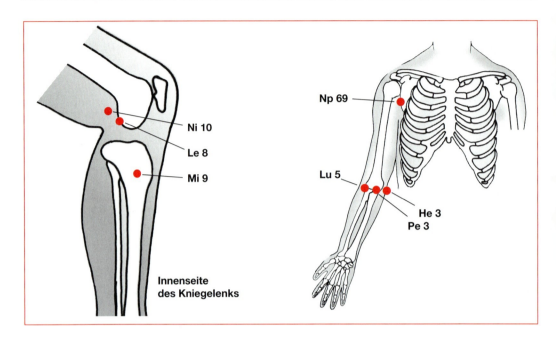

Schmerzen auf der Außenseite des Kniegelenks gehören zu den Segmenten L3 bis S1 je nach Ausstrahlung:

Ventrale Außenseite:
Nahpunkt Ma 36, Metameriepunkt Di 11(- L3/4 -)

Laterale Außenseite:
Nahpunkt Gb 34, Metameriepunkt 3E 10 (-L5-)

Dorsalseite:
Nahpunkt Bl 40, Metameriepunkt Dü 8 (-S1-)

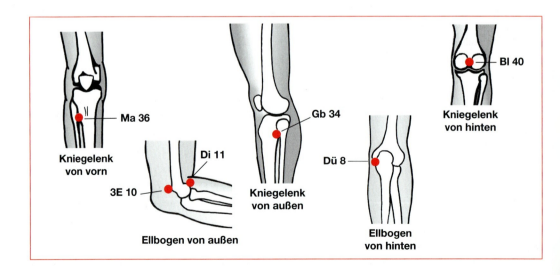

AKUPUNKTUR IN DER PRAXIS
Gonalgie

Lokalisationen

- **Ma 36:** 1 Cun lateral der tuberositas tibiae, unteres Ende
- **Di 11:** am Ende der radialen Ellbeugefalte
- **Gb 34:** etwas vor und etwas unterhalb des Fibulaköpfchens
- **3E 10:** 1 Cun oberhalb des Olecranons auf dem Humerus am oberen Rand der fossa olecrani
- **Bl 40:** mitten in der Kniekehle zwischen den beiden Grübchen
- **Dü 8:** zwischen dem Olecranon und dem Epicondylus ulnaris des Humerus über dem nervus ulnaris, cave

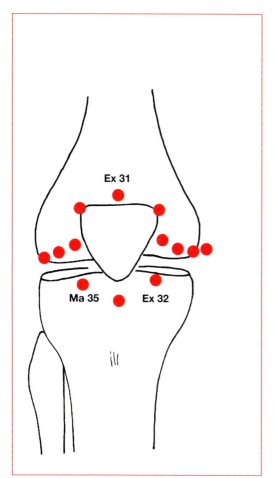

Nicht bezeichnete Punkte sind der Neuraltherapie entnommen und im Text beschrieben.

Tips aus der Praxis

Sehr gut schmerzwirksam – auch teilweise noch in sonst therapieresistenten Fällen – ist es, das „Neuralmuster am Knie" mit Dauernadeln, z.B. Pyonex, zu stechen (zu beziehen z.B. bei Akupunkturbedarf P. Nawrot, Telefon 0 60 26 / 99 68 03).

Gute Langzeiterfolge erziele ich auch mit der NHA-Technik (NHA = Neuraltherapie mit Homöopathika an Akupunkturpunkte). Dazu spritze ich bevorzugt das Mittel Allya Cpl.® an die

Lokalisationen

- **Ma 35:** an der Schnittlinie der Patellaunterkante und ihrer lateralen Begrenzung
- **Ex 31:** – PaM 156 – Heding – Kranichdach in der Mitte über der Oberkante der Patella
- **Ex 32:** an der Schnittlinie der Patellaunterkante und ihrer medialen Begrenzung

selben Punkte. Es sind insgesamt 13–14 Einstichstellen um die Kniescheibe herum (siehe Abbildung). Ich beginne mit den drei Knieaugen; es sind die Punkte Ma 35, PaM 156 = Ex 31 auch Heding oder Kranichdach genannt und PaM 145 = Ex 32. Danach kommen drei Punkte genau horizontal spiegelbildlich dazu, rechts und links etwa in Höhe des Gelenkspaltes je ein weiterer Punkt, damit ist nun mehr oder weniger ein Kreis entstanden. In Höhe des Gelenkspaltes setze ich nun noch 3 weitere Nadeln nach innen und 2 Nadeln nach außen in einem Abstand von ungefähr 1–2cm. Bei der Injektion kommt noch eine Einstichstelle auf der Mitte der Kniescheibe dazu. Die Einstichpunkte sind besser zu erreichen, wenn der Patient das Knie leicht gebeugt hält.

Die Dauernadeln belasse ich gern einige Zeit. Der Patient muß allerdings sehr eindringlich darüber aufgeklärt werden, daß bei Zeichen von zunehmender Rötung, bei Hitzeempfindung, bei Schwellungen um die Nadeln herum oder bei auftretenden Schmerzen an den Nadeln diese entfernt werden müssen. Das macht er dann selbst. Wenn die Dauernadeln reizfrei bleiben, habe ich sie durchaus auch schon bis zu einem Monat belassen. Wenn Nadeln recht schnell verlorengehen, ersetze ich sie erst wieder nach einem Mindestintervall von 24 Stunden. Die Extrakte der Teufelskralle sind auch oral eine wichtige Zusatzmedikation. Z.B. die Mittel Flexiloges® oder Doloteffin® bewähren sich hier gut. Ebenfalls gute Erfahrungen mache ich immer wieder mit dem bewährten Zeel®.

9. Heuschnupfen und allergische Rhinitis

Zur Jahreszeit des Pollenfluges werden die Hausarztpraxen von vielen Pollenallergikern aufgesucht, die mitunter bis an den Rand des Erträglichen leiden. Akupunktur als Mittel der Wahl bringt meist schnell Linderung.

Pollenallergiker sind häufig mit weiteren Allergien belastet. Ursache hierfür sind häufig Darmdysbiosen. In unserer Praxis ist es daher üblich, zunächst eine Stuhlprobe zur Untersuchung einzuschicken, um das Verhältnis zwischen Fäulnisflora und Säuerungsflora festzustellen. Oft fehlen Säuerungsbakterien im Stuhl, was zur Folge hat, daß das Immunsystem zu wenig angeregt wird.

Die Patienten leiden unter vielfältigen „Unverträglichkeiten", die sie zwar selbst sehr deutlich spüren, die aber im Allergietest nicht nachweisbar sind. Wir sprechen dann von Pseudoallergien. In einzelnen Fällen sind auch Darmmykosen beteiligt, meist wird dieser Anteil aber überschätzt. Schon die Alkalisierung des Stuhl-pH-Wertes führt zu Ansammlung von toxischen Stoffwechselprodukten und den damit verbundenen Symptomen: Müdigkeit, Gelenkprobleme, Konzentrationsschwierigkeiten, Schlaflosigkeit, Übellaunigkeit, vermehrte Gasbildung, Abwehrschwächung und eben Allergien. Das mikrobiologische Institut in Herborn führt solche Stuhlanalysen durch. Gleichzeitig werden Therapievorschläge erarbeitet.

Der Pollinosepatient erwartet von der Akupunktur schnelle Hilfe. Teilweise können wir diese auch bieten, aber es ist in jedem Fall besser, wenn schon vor der individuellen Saison mit der Akupunktur begonnen wird. Bei Allergien gegen Frühblüher sollte mit der ersten Sitzung schon im Dezember oder Januar begonnen werden. Es gilt, die Energie der Lunge zu stärken. Nach Auffassung der traditionellen chinesischen Medizin geht man beim Heuschnupfen von einer Schwäche im Lungenmeridian aus.

Vorne-hinten-Durchströmung

Punkte vorn auf dem Brustkorb und solche hinten am Thorax führen zu einer Verbesserung der energetischen Organversorgung. Besonders bewährt hat sich der Meisterpunkt der Atemwege KG 17 in Kombination mit dem Zustimmungspunkt des Zwerchfells Bl 17. Eine weitere Vorne-hinten-Durchströmung bietet die Shu-Mu-Technik. Dabei wird der Alarmpunkt der Lunge Lu 1 vorn und der Zustimmungspunkt der Lunge Bl 13 hinten gestochen. Diese vier Punkte mit sieben Nadeln reichen schon oft als Basisprogramm aus. Ich appliziere hier gern die kleine Dauernadel Pyonex von Seirin und belasse diese Nadeln bis zu vier Wochen, wenn sie so lange reizfrei halten. Bei Entzündungszeichen soll der Patient das Pflaster und die Nadel selbst entfernen. Kinder behandle ich zuerst meist mit dem Soft-Laser, danach klebe ich auf die Akupunkturpunkte Kügelchenpflaster auf, wie sie auch für die koreanische Handakupunktur verwendet werden (zu beziehen bei Akupunkturbedarf P. Nawrot, Großostheim).

Dieses Basisprogramm bewährt sich auch dann, wenn der Patient Lungensymptome aufweist. In den letzten Jahren beobachten wir mehr und mehr die Entwicklung vom Heuschnupfen zum Heuhusten mit bis zu asthmaartigen Symptomen.

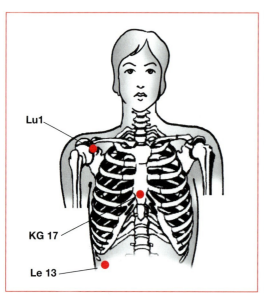 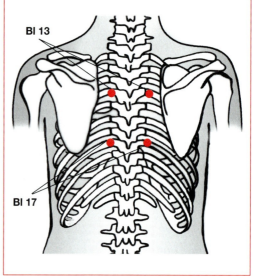

Punktlokalisationen

KG 17: auf der Mitte des Brustbeines zwischen den Mamillen in Höhe des 4. Intercostalraumes

Bl 17: 1,5 cun neben dem Dornfortsatz des 7. Brustwirbels In Höhe der Unterkante der Scapula

Lu 1: unterhalb des processus coracoideus etwa in Höhe des 2. Intercostalraumes etwa 6 cun lateral der Mittellinie

Bl 13: 1,5 cun neben dem Dornfortsatz des 3. Brustwirbels etwa in der Verlängerung der Linie der Spina scapulae

Allergische Rhinitis

Die Schleimhäute der Nase und der Nasennebenhöhlen werden durch das sogenannte Nasendreieck in ihrer Funktion normalisiert. Ich steche neben den Nasenflügelrundungen den Punkt Di 20 in Richtung zum oberen Ende der Nasolabialfalte. Hier befindet sich der Neupunkt 12 (NP 12). Er ist besonders wirksam bei Kieferhöhlenaffektionen. Oberhalb der Nasenwurzel sticht man PaM 3 (Punkt außerhalb der Meridiane) in Richtung zu PaM 4.

Dazu kneife ich zwischen den Augenbrauen eine Falte und steche die Nadel ziemlich senkrecht von oben nach unten in Richtung Nasenwurzel. Durch das Kneifen ist der Einstich weniger schmerzhaft.

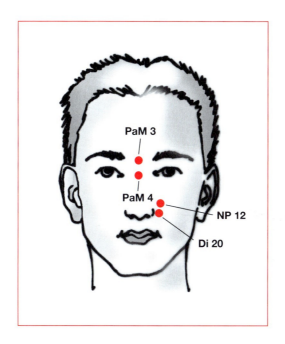

Punktlokalisationen

Di 20: etwa zwischen der Mitte der Nasenflügelrundung und der Nasolabialfalte auf der Gesichtshaut

NP 12: am oberen Ende der Nasolabialfalte gelegen

PaM 3: in der Mitte zwischen den Augenbrauen

PaM 4: in der Mitte zwischen den inneren Lidspalten auf der Nasenwurzel gelegen

Zusatzmedikation

Ein sehr bewährtes anthroposophisches Mittel bei Pollinose ist Gencydo®. Vor der Saison spritze ich eine Ampulle der 1 %igen Lösung in Bl 13 oder in Di 11 zur Anregung des Immunsystems in etwa monatlichem Abstand. Die Intervalle werden danach verkürzt, und die Konzentration wird gesteigert. Während der Saison kann es nötig werden, bis zu täglich 3 %ige Lösung zu injizieren. Oral verordne ich Ermsech® mit mehrmals bis zu 2 Kapseln täglich. Gencydo® Augentropfen und Nasensalbe werden bei Bedarf verordnet. Da die Gencydo-Spritzen unter der Haut brennen, mische ich immer noch 1 ml Procain® 1 %ig (Steigerwald) mit dazu. Cave Allergiegefahr, vorher Probequaddel oder 1 Tr. in den Bindehautsack.

Bei Störfeldern spritze ich Ameisensäure mit Procain z.B. an die Tonsillen oder an die Punkte KG 2, Ni 11 und Ma 30. Damit werden die Störherde im Unterleib erreicht. Zur Verbesserung des Terrains gebe ich antihomotoxische Ausleitungsmittel wie z.B. Lymphomyosot®, Aesculus compositum® oder/und Galium® Heel.

Formicain®

Stoffwechselaspekte

Mit dem Meisterpunkt des Stoffwechsels Le 13 erreichen wir dann eine Verbesserung der Krankheitssymptome, wenn Blockaden vorliegen. Di 4 hat – neben seiner wichtigen Bedeutung als Hauptschmerzpunkt im Körper – sowohl Einfluß auf die Darmfunktion als auch auf den Niesreiz. Die Histaminausschüttung wird durch Bl 40 gelindert. Dieser Punkt wird daher auch oft als Meisterpunkt der Haut bezeichnet.

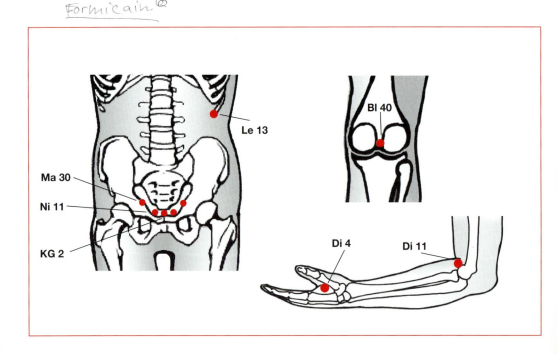

Heuschnupfen und allergische Rhinitis

Punktlokalisationen

- **Di 11:** am radialen Rand der Ellbeugefalte
- **KG 2:** direkt oberhalb der Symphyse auf der Mittellinie des Körpers gelegen
- **Ni 11:** 0,5 cun neben KG 2 auf der Schambeinoberkante
- **Ma 30:** 2 cun neben KG 2 auf der Schambeinoberkante
- **Le 13:** am freien Ende der 11. Rippe
- **Di 4:** auf der Winkelhalbierenden zwischen den Metacarpal-Knochen von D1 und D2 am Übergang des proximalen zum mittleren Drittel
- **Bl 40:** in der Mitte der Kniekehle zwischen den beiden Grübchen

Ohrakupunktur

Folgende Punkte aus der chinesischen Ohrakupunktur messe ich aus und steche dann davon die aktiven Punkte. Ich benutze meist das sehr preiswerte Elektroakupunktur-plus-Gerät von Medisana (Akupunkturbedarf Nawrot).

Ferner bewähren sich die Punkte nach Nogier am unteren Ohrläppchen-

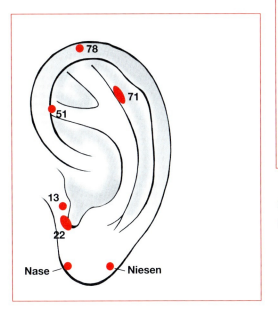

OP 78 = Allergiepunkt; an der oberen Spitze der Ohrmuschel von unten gestochen

OP 71 = Urtikariabezirk; eine längliche Zone am ventralen Scapharand in Höhe des Tuberculum Darvinii

OP 13 = Nebennierenrinde; am unteren Tragusgipfel beim zweigipfeligen Tragus, sonst am unteren Tragusdrittel

OP 51 = Vegetativum; auf dem crus inferior der Anthelix halb von der Helix verdeckt

OP 22 = Endokrinum; Zone zur ventralen Seite der Incisura intertragica

rand. Ventral liegt der Punkt Nase, dorsal der Punkt Niesen.

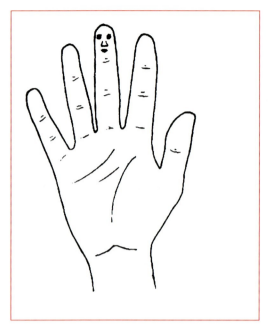

Koreanische Handakupunktur

Mit dieser Methode kann der Patient sich nach Anleitung auch selbst sehr gut weiterhelfen, indem er in diesem Fall auf die entsprechenden Punkte des Mittelfingers Kügelchenpflaster aufklebt. Der Druckreiz stimuliert dabei die Referenzzone in diesem Mikrosystem. Es kommen meist die Punkte für Nase und Augen in Betracht. Der Kopf repräsentiert sich am Mittelfingerendglied beidseits. Die Körperventralseite ist in der Handinnenfläche zu suchen, die Dorsalseite zeigt sich auf dem Handrücken. Die topographische Zone für die Nase liegt etwa in der Mitte der Innenseite der dritten Endphalanx, die Zonen der Augen liegen etwas weiter distal davon und weiter seitlich am Finger.

Augenreizungen mit tränenden Augen und Nasensymptome wie die bekannte Triefnase sind damit schnell zu beseitigen.

Noch wirksamer ist der Nadelstich. Da diese Punkte an Stellen mit hoher Nervenversorgung liegen, ist die Akupunktur hier auch recht schmerzhaft. Als schmerzarm hat sich die Verwendung von speziellen Handakupunkturnadeln mittels Applikator bewährt. Die indizierten Handpunkte sind druckschmerzhaft und werden durch Drucktestung aufgefunden.

Die Handpunkte können auch mit Moxakegeln erwärmt werden. Dazu gibt es spezielle Moxakegel mit Aktivkohle. Diese haben kaum mehr Geruchsentwicklung und können daher auch ohne Probleme in der Praxis eingesetzt werden.

10. Unspezifische Bauchschmerzen

Bei vielen Erkrankungen sind Bauchschmerzen ein Symptom. Die Erkrankungen können sehr ernster Natur sein, oft handelt es sich aber um eine funktionelle Magen-Darm-Störung. In der Akupunktur gibt es einige bewährte Punktekombinationen, die schnelle Hilfe bieten.

Patienten mit Bauchschmerzen sind in der Allgemeinpraxis und bei vielen weiteren Fachrichtungen täglich in der Sprechstunde zu finden. Die genaue klinisch westliche Diagnosestellung ist unverzichtbar. Es können sehr harmlose Ursachen, aber auch gravierende bösartige Erkrankungen mit Bauchschmerzen einhergehen. Die notwendige spezifische schulmedizinische Therapie ist von dieser Diagnose abhängig und im Einzelfall auch unabdingbar. Die therapeutische Sorgfalt, die gesamten Kenntnisse und die Verhältnismäßigkeit der Diagnosestellung und der Therapie ist immer zu berücksichtigen. Eine akute Appendizitis ist wohl in den allermeisten Fällen eher eine chirurgische Indikation als eine akupunkturische. Auch die Triple-Therapie beim Helicobacter kann treffsicher und relativ nebenwirkungsarm so manchen Patienten von langjährigen Bauchschmerzen befreien, wohingegen die Akupunktur nicht unbedingt sofort erfolgreich sein muß.

Die Ansprechbarkeit der Akupunktur kann man immer erst nachher beurteilen. Der Stellenwert der Akupunktur bei Bauchschmerzen ist dennoch nicht von der Hand zu weisen. Die Aspekte, mit denen man lokoregional im Bauchraum zu einem energetischen Ausgleich kommt, sind im Folgenden aufgezeigt.

Durch die Shu-Mu-Technik gelingt es, eine Vorne-hinten-Durchströmung zu erreichen. Es werden hierbei die Mu-Punkte = Alarmpunkte eines betroffenen Meridians auf dem Rumpf vorn gestochen zusammen mit den Shu-Punkten = Zustimmungspunkten auf dem medialen Ast des Blasenmeridians hinten. Es kommen die Meridiane vom Dickdarm beidseits sowie die Dünndarm- und die Magenmeridiane beidseits in Frage.

Bei Bauchkrämpfen sind einige Punkte gut spasmolytisch wirksam. Es ist an der Hand der Punkt Dü 3, auf dem Abdomen der Punkt Le 13 und am Fuß die Punkte Le 2, Le 3 und Ma 44.

Als Basistherapie bei betroffenen Yang-Meridianen eignet sich gut die He-Mu-Technik. Dabei sticht man den Alarmpunkt und den unteren einflußreichen Punkt in diesem Fall beid-

AKUPUNKTUR IN DER PRAXIS
Unspezifische Bauchschmerzen

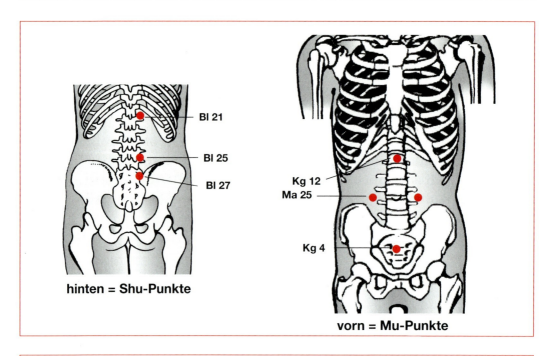

hinten = Shu-Punkte

vorn = Mu-Punkte

Ma 25	=	Mu-Punkt des Dickdarms: 2 Cun neben dem Bauchnabel
Bl 25	=	Shu-Punkt des Dickdarms: 1.5 Cun neben dem Dom von LWK 4
KG 4	=	Mu-Punkt des Dünndarms: 2 Cun oberhalb der Symphyse
Bl 27	=	Shu-Punkt des Dünndarms: 1.5 Cun neben der dorsalen Medianlinie in Höhe vom ersten foramen sacrale
KG 12	=	Mu-Punkt des Magens: auf der ventralen Medianlinie zwischen Bauchnabel und processus Xiphoideus
Bl 21	=	Shu-Punkt des Magens: 1.5 Cun lateral vom Dorn von Th 12

seits. Diese Technik ist besonders geeignet, um feuchte Hitze abzuleiten. Im Darm ist eher die Verstopfung ein Hitzesymptom auf der Schleimhaut. Hitze trocknet den Stuhl aus, es verbleibt fester Stuhl, der nur schwer entleert werden kann. Entzündliche Darmerkrankungen sind ebenfalls ein Hitzesymptom. Man spricht vom „Ableiten des rebellischen Qi" mit Hilfe der He-Mu-Technik. Bei Bauchschmerzen kommen als betroffene Meridiane meist der Magen- und der Dickdarmmeridian in Frage, teilweise ist auch der Dünndarmmeridian betroffen.

Der Punkt Magen 36 hat sehr starke Wirkung auf das gesamte Wohlbefinden. Er stärkt die körperliche Kraft, das heißt, er ermöglicht das Ausnutzen der Energiereserven. Deshalb nennt man

AKUPUNKTUR IN DER PRAXIS
Unspezifische Bauchschmerzen

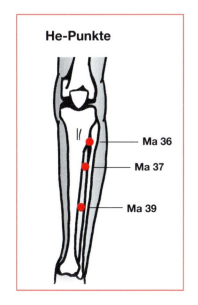

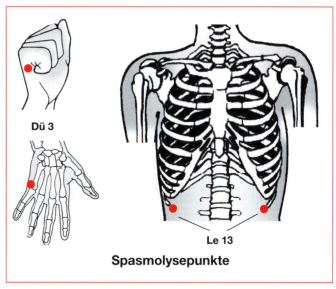

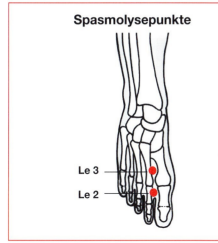

Punktlokalisationen

Dü 3: an der ulnaren Handkante an der Spitze der proximalen Tüte, die sich beim Faustschluß bildet

Le 13: am freien Ende der elften Rippe gelegen, es ist der Alarmpunkt der Milz

Le 2: 0.5 Cun innerhalb der Schwimmhaut zwischen dem ersten und zweiten Zeh

Le 3: 2 Cun proximal der Schwimmhaut zwischen dem ersten und dem zweiten Os metatarsale

Ma 44: 0.5 Cun innerhalb der Schwimmhaut zwischen dem zweiten und dem dritten Zeh

den Punkt auch den „Drei-Meilen-Punkt". Man bekommt die Kraft, weitere drei Meilen zu bewältigen. Ma 36 verbessert die energetische Situation sowohl im Urogenital- als auch im Lumbosacralbereich, daher wird er auch bei allen Arten von Potenzproblemen eingesetzt. Darüberhinaus beruhigt er den unruhigen Geist. Daher spricht man auch vom Punkt der „göttlichen Gleichmut". Mir erscheint es oft so, als ob Ma 36 dem gesamten Gefüge der Meridiane einen energetischen Schubs verpaßt.

Lokaltherapie

Bei weniger akuter Symptomatik oder auch in schon chronischen Fällen eignet sich die Lokaltherapie auf der Bauchdecke. Meist komme ich mit 8 Nadeln dabei aus. Vom Konzeptionsgefäß (= Ren-Mei) bewähren sich besonders die geraden Kg-Punkte 6, 10, 12 und 14. Vom Magenmeridian kommen die Punkte Ma 21 und Ma 25 dazu.

Eventuell kann man noch den Kg 8 im Bauchnabel moxen. Dabei gehe ich folgendermaßen vor: Eine glühende Moxazigarre wird oberhalb des Bauchnabels gehalten, bis der Patient eine Wärmeempfindung verspürt. Der Abstand zwischen der Glut und der Haut wird so gewählt, daß der Patient die Wärme als angenehm wahrnimmt. Wenn die Umgebung des Nabels leicht gerötet erscheint, ist die Moxadauer ausreichend. Viele Therapeuten können diese Methode in der Praxis nur bedingt anbieten, da hier eine intensive Geruchsentwicklung auftritt. Kleine Moxakegel sind etwas weniger geruchsintensiv, müssen aber geschickt im Bauchnabel plaziert werden, so daß keine Verbrennung riskiert wird. Ein

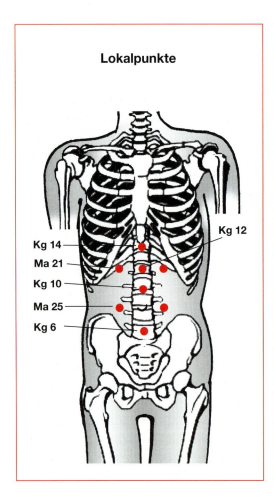

Lokalpunkte

Lokalisation der Punkte:

Ma 21: 2 Cun neben der vorderen Mittellinie in Höhe der waagerechten Linie zwischen Bauchnabel und Processus xiphoideus des Brustbeins

Ma 25: 2 Cun neben dem Bauchnabel, Alarmpunkt des Dickdarms, Magenpunkt und Lokalpunkt, meist besonders gut wirksam

Kg 6: 1.5 Cun unterhalb des Bauchnabels, Cun sind hier nicht Daumenbreiten, sondern Fünftel der Strecke zwischen Bauchnabel und Symphyse

Kg 10: 2 Cun oberhalb des Bauchnabels, hier ist ein Cun ein Achtel der Strecke zwischen Bauchnabel und Processus xiphoideus des Brustbeins

Kg 12: 4 Cun oberhalb des Bauchnabels und vier Cun unterhalb des Processus xiphoideus des Brustbeins

Löffel voll Salz im Bauchnabel kann Hilfestellung sein. Die sehr geruchsarmen Moxasticks der koreanischen Handakupunktur sind mit Aktivkohle versetzt und können daher überall verwendet werden. Sie lassen sich nur schwer entzünden, mit einer Kerze geht es am leichtesten. Diese Moxen werden z. B. mit Hilfe einer Pinzette im Bauchnabel abgeglüht. Bitte immer sofort entfernen oder löschen, wenn der Patient angibt, daß er Hitze verspürt. Ich benutze hierzu eine 10 ml-Spritze mit Wasser. Auch die anderen 8 Punkte können gemoxt werden.

Die Wärmeanwendung wirkt tonisierend und ist somit besonders indiziert bei Schwäche- und Kältesymptomatik der betroffenen Meridiane. Oft ist die Diarrhoe z. B. ein Kälte- und Schwächesymptom. Diarrhoe bei einer entzündlichen Darmerkrankung zeigt Hitze und Schwäche an, hier kann die Moxibustion vorübergehend die Symptomatik verstärken.

Behandlung über die antiken Punkte

Alle fünf Wandlungsphasen sind in den jeweils fünf antiken Punkten eines jeden Meridians wiederzufinden. In den Yangmeridianen ist der erste antike Punkt ein Metallpunkt. Er ist der peripherste Punkt des Meridians, meist an einem Nagelwinkel gelegen. Zum besseren Erlernen: Yang = männliches Prinzip, Eselsbrücke: englisch man-metall, im Yin ist der erste antike Punkt der Holzpunkt: woman – wood. Diese Punkte sind sehr schmerzhaft und werden meist nur bei Notfällen gestochen. Sie haben sehr gute schmerzstillende Wirkungen, z. B. Ma 45 bei akuten Magenschmerzen.

Der zweite antike Punkt ist immer der nummerisch zweitperipherste Punkt, er ist im Yang der Wasserpunkt. Wasser wird der Kälte zugeordnet, mit den Wasserpunkten kann somit Hitze im Meridian abgekühlt werden. Bei Bauchschmerzen wird der Wasserpunkt der Meridiane von z. B. Magen, Dickdarm und Dünndarm bei Entzündungs- oder Fiebersymptomatik gestochen. Es sind die Punkte Ma 44, Dü 2 und Di 2. Letzterer ist zugleich der Sedierungspunkt des Meridians.

Der dritte antike Punkt ist außer beim Gallenblasenmeridian immer auch der drittperipherste Punkt, bei Gb ist es der viertperipherste Punkt. Es ist der Holzpunkt bei den Yangmeridianen. Holz hat die Zuordnungen von Wind, sauer, schneller Ortswechsel und Zorn. Diese Symptomatik kann durch den Holzpunkt therapiert werden: z. B. Bauchschmerzen mit wechselnder Schmerzlokalisation, saurer Geschmack im Mund, Meteorismus, Flatulenz (innerer Wind) und auch die gereizte Stimmungslage dabei. Für die beteiligten Meridiane sind das die Punkte: Ma 43, Dü 3 und Di 3.

Der vierte antike Punkt ist im Yang der Feuerpunkt. Er kann die fehlende Wärme für den Meridian zur Verfügung stellen, bei z. B. Durchfall als Kältesymptomatik. Dieser vierte antike Punkt liegt in der Nähe des Hand- oder Fußgelenks, es sind die Punkte Di 5, Dü 5

Antike Punkte

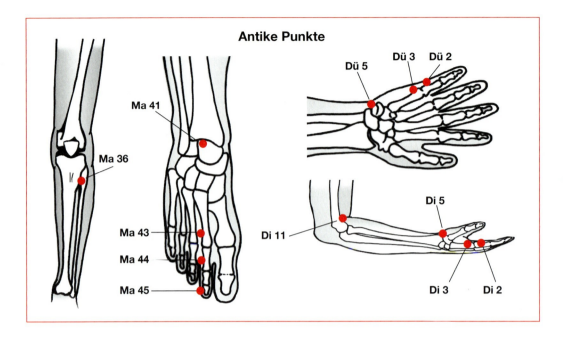

Punktlokalisationen:

Ma 45: am lateralen Nagelwinkel des zweiten Zeh

Ma 44: 0.5 Cun innerhalb der Schwimmhaut zwischen dem zweiten und dem dritten Zeh

Dü 2: an der ulnaren Handkante an der Spitze der distalen Tüte, die sich beim Faustschluß bildet

Di 2: auf der Radialseite des Zeigefingers an der Spitze der Tüte, die sich distal des Grundgelenks bildet, wenn der Zeigefinger gebeugt wird

Ma 43: auf dem Fußrücken zwischen dem zweiten und dritten Os metatarsale etwas proximal vom Metatarsophalangealgelenk

Dü 3: an der ulnaren Handkante an der Spitze der proximalen Tüte, die sich beim Faustschluß bildet

Di 3: auf der Radialseite des Zeigefingers an der Spitze der Tüte, die sich proximal des Grundgelenks bildet, wenn der Zeigefinger gebeugt wird

Di 5: auf der radialen Handrückenseite in der sog. Tabatiäre zwischen Radius und den Carpalknochen in Höhe der Gelenksfalte

Dü 5: an der ulnaren Handkante zwischen Ulna und den Carpalknochen in Höhe der Gelenksfalte

Ma 41: auf dem Fußrücken in der Mitte der Sprunggelenksfalte in Höhe der prominentesten Stelle vom Malleolus externus

Ma 36: 1 Cun lateral der unteren Begrenzung der Tuberositas tibiae

Di 11: zwischen dem radialen Ende der Ellbeugefalte und dem Epicondylus radialis humeri

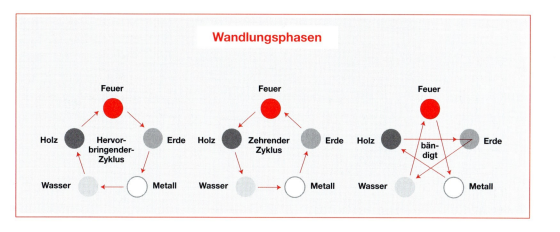

und Ma 41, letzterer ist gleichzeitig Tonisierungspunkt des Meridians.

Der fünfte antike Punkt wird im Yang der Erde zugeordnet. Von hieraus dringt die Meridianenergie in die tieferen Schichten des Körpers ein. Energetisch steht die Erde für Zusammenhalten und Zentrum = Mitte. Die Punkte liegen immer in der Nähe der großen Gelenke von Knie oder Ellbogen, z. B. Ma 36 und Di 11, letzterer ist auch der Tonisierungspunkt des Meridians. Er wirkt gut bei der Diarrhoe, da es sich hier meist um eine Schwächung der Meridianenergie handelt, die durch Tonisierung verbessert wird. Di 11 wirkt aber auch gut bei Obstipation, besonders, wenn diese mit einer allgemeinen Schwäche- und Schmerzsymptomatik einhergeht. Der Magenmeridian selbst wird ebenfalls der Erde zugeordnet, Ma 36 stärkt daher die Funktion und ist bei funktionellen Störungen im Bauchraum sehr wirksam neben all seinen weiteren guten Eigenschaften, s.o. Die Wandlungsphase Erde wird mit Feuchtigkeit in Verbindung gebracht, daher befeuchtet der Erde-Punkt auch die Schleimhäute und regt die Verdauungssäfte fördernd an.

Die fünf Wandlungsphasen sind durch die hintereinandergeschaltete Abfolge und Umwandlung zum nährenden Zyklus zusammengefaßt, man nennt ihn die Mutter-Sohn-Regel. In der gegensätzlichen Richtung spricht man vom zehrenden Zyklus und der Sohn-Mutter-Regel. Wird jeweils eine Position im nährenden Zyklus übersprungen, so haben die Elemente zueinander eine bändigende oder kontrollierende, teilweise auch zerstörende oder bedrohende Wirkung. Man nennt diese Abfolge die Großmutter-Enkel-Regel. Diese drei Möglichkeiten zur Einflußnahme werden unter anderem durch den Einsatz der antiken Punkte genutzt. So ist der Mutterpunkt eines Meridians der Tonisierungspunkt, z. B. Di 11 als Erdepunkt ist für den Meridian Dickdarm = Metall der Mutterpunkt: Erde nährt Metall. Der Punkt Ma 41 als Feuerpunkt ist für den Magen = Erde der Mutterpunkt: Feuer nährt die Erde. Der Sohnpunkt eines Meridians ist sein Sedierungspunkt, z. B. Di 2 als Wasserpunkt für einen Metallmeridian: Wasser zehrt das Metall auf.

Gerade bei unspezifischen Erkrankungen im Bauchbereich ist die Anwendung der antiken Punkte mit den Zuordnungen der Wandlungsphasen sehr wirksam und kann relativ einfach überblickt werden. Siehe dazu auch das Kapitel Wandlungsphasen im theorieteil des Buches ab Seite 62.

11. Tinnitus

Auditive Erkrankungen wie der Tinnitus nehmen in den letzten Jahren dramatisch zu. Dieser Innenohrstörung gehen oft Lärmschäden, ein akuter Hörsturz oder ein Morbus Menière voraus. Bei einer großen Zahl von Tinnituspatienten wird die Belastung durch die quälenden Ohrgeräusche mit der Zeit chronisch. Die Therapiechancen sind beim chronisch erkrankten Patienten sehr gering. Der Versuch einer Behandlung mit Akupunktur sollte jedoch nicht ungenutzt bleiben.

Unseren jungen Akupunkteuren in den Ausbildungskursen raten wir zwar zunächst von der Therapie mit Akupunktur gegen Tinnitus ab, weil die Erfolge sehr spärlich sind, aber beim chronischen Tinnitus hat die Akupunktur im Vergleich mit jeder anderen Therapieform noch die größte Chance zur Verbesserung.

Der Patient mit akutem Tinnitus ist in der Schulmedizin am besten aufgehoben. Die Spontanheilungsrate ist im akuten Fall ebenfalls sehr günstig. Der Problemfall tritt erst ein, wenn die Ohrgeräusche schon längere Zeit bestehen. Der Patient wird teilweise Tag und Nacht davon belästigt und kann seiner Krankheit nicht entrinnen. Manch ein Patient verzweifelt dabei so sehr, dass er nicht mehr weiß, wie er damit weiterleben kann.

Es können zwei prinzipiell verschiedene chinesische Diagnosen mit energetisch unterschiedlichen Disharmonien beim Tinnitus unterschieden werden:

◆ zum einen führt die Schwäche der Niere zu Innenohrgeräuschen,
◆ zum anderen ist das aufsteigende Leberfeuer dafür verantwortlich.
Es kommen auch Mischformen vor.

Nierenschwäche-Typ

Den Nierenschwächetyp beim Tinnitus erkennen Sie an der höheren Frequenz des Ohrgeräusches. Meist ist der Patient blass und neigt zu niedrigem Blutdruck. Die Geräusche sind dabei eher langsam entstanden, sie werden auch nachts als lästiger Pfeifton wahrgenommen. Es gibt eine geringere Veränderlichkeit der Töne.

Nach den Vorstellungen der traditionell orientalischen Medizin öffnet sich die Niere im Ohr. Gerade das Innenohr hat somit starke Verbindung mit dem energetischen Zustand des Nierenmeridians. Es bedarf viel Geduld und Ausdauer, um die Nierenenergie zu verbessern. Die Moxatherapie ist dabei ent-

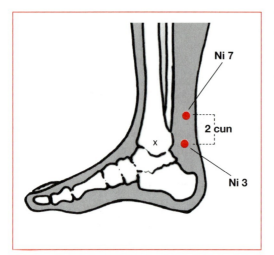

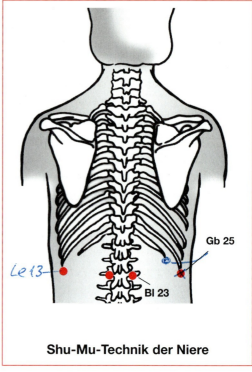

Shu-Mu-Technik der Niere

Punktlokalisationen

Gb 25: am freien Ende der 12. Rippe, soll mit der Nadel leicht mit Periostkontakt zur Rippe gestochen werden.

Bl 23: etwa 1,5 Cun neben dem Dorn von LWK 2.

Ni 3: zwischen Malleolus internus und Achillessehne, soll mit der Nadel in Richtung zum Knochen nach ventral gestochen werden.

Ni 7: 2 Cun oberhalb von Ni 3 am Vorderrand der Achillessehne.

scheidend wichtig. Durch eine glühende Moxazigarre, die in die Nähe des zu behandelnden Akupunkturpunktes gebracht wird, wird dieser erwärmt, bis der Punkt und seine Umgebung eine leichte Röte zeigten. In Rückenlage des Patienten wirken am besten die Tonisierungspunkte des Nierenmeridians Ni 7 sowie verstärkend die Quellpunkte des Meridians Ni 3 jeweils beidseits. Es muss jede Berührung der Haut mit der Glut vermieden werden; es geht nur um die Erwärmung des Punktes. Da Moxa aus getrocknetem Beifußkraut (Artemisia vulgaris) besteht und allergen wirken kann, müssen Beifußallergiker von der Moxabehandlung ausgeschlossen werden.

Wegen der Verbrennungsgefahr durch die Moxakegel darf der Patient mit Moxen nie allein gelassen werden. Ich stelle bereits vor dem Anzünden eine 10-ml-Spritze mit Wasser zum Löschen oder eine Pinzette bereit, um heiße Moxakegel rechtzeitig zu entfernen. Auch kleine Moxakegel, die mit einer Isolierschicht aus Pappe versehen sind und direkt auf den Akupunkturpunkt geklebt werden, verringern die Verbrennungsgefahr. Die Geruchsentwicklung bei der Moxibustion lässt sich durch spezielle Moxen mit Beimischung von Aktivkohle verringern (zu beziehen z.B. über Akupunkturbedarf P. Nawrot, Großostheim, Tel.: 06026-996801).

Bei der Nadelung der Punkte Ni 7 und Ni 3 sollte tonisierend vorgegangen werden: Die Nadel wird bei Exspiration appliziert, sanft vorgeschoben, z.B. in Meridianrichtung. Dann wird die Nadel ohne jede weitere Manipulation für eine längere Zeit, z.B. etwa eine halbe Stunde, belassen.

Die Nierenenergie kann ebenfalls mit Hilfe der Shu-Mu-Technik als eine Form der Vorn-Hinten-Durchströmung verbessert werden. Shu-Punkt = Bl 23, Mu-Punkt = Gb 25. Der Patient liegt dazu entweder auf der Seite, damit vorn und hinten gleichzeitig genadelt werden kann, oder die Nadel an Bl 23 wird tangential waagerecht von außen nach innen gestochen und dann mit einem Pflaster fixiert. Danach kann der Patient auf dem Rücken auf den Nadeln liegen ohne Gefahr oder Schmerz. Es kann aber auch nacheinander die Moxatherapie an den Punkten vorgenommen werden.

Der Nierenschwäche-Typ beim Tinnitus hat die schlechtere Prognose. Nach etwa sechs bis zehn Sitzungen gebe ich auf, wenn bis dahin keinerlei Erfolge aufgetreten sind. Wenn sich die Geräusche jedoch verändern, soll weiterhin akupunktiert werden.

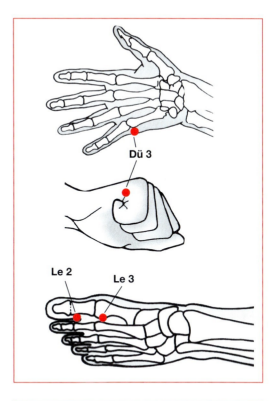

Punktlokalisationen

Le 2: 0,5 Cun in der Schwimmhaut zwischen erstem und zweitem Zeh.

Le 3: etwa 1,5 Cun proximal von Le 2.

Dü 3: an der ulnaren Handkante beim Faustschluss in der proximalen Spitze der Hautfalte.

Leberfülle-Typ

Dieser Patient leidet unter dumpferen Ohrgeräuschen, sie wechseln ab und zu die Tonhöhe und auch die Lautstärke. Der Patient ist eher sanguinisch mit der Tendenz zum hohen Blutdruck. Die Geräusche treten teilweise in den Hintergrund, wenn es in der Umgebung laut ist. Nachts ist das Geräusch weniger bis nicht mehr hörbar, es gleicht einem Rauschen. Hierbei ist die Prognose noch etwas günstiger. Die Akupunktur sollte solange durchgeführt werden, wie es Veränderungen beim Tinnitus gibt.

Der Wechsel in der Erscheinungsform ist nach TCM-Lehre ein Windsymptom, wie es durch Feuer im Holzmeridian der Leber auftritt. Es gilt, therapeutisch die Leberfülle zu beruhigen. Es eignen sich die Punkte Le 2 als Sedierungspunkt des Meridians sowie Le 3 als Quellpunkt zum Verstärken. Beide Punkte führen zu einer vermehrten Serotoninausschüttung. Der Patient fühlt sich schnell wohl, er wird ein wenig müde, sein Blutdruck kann sinken und die Innenaufmerksamkeit wird stärker. Die Punkte sollen in sedierender Technik gestochen werden, d.h. Einstich während der Inspiration, die Nadel wird gegen die Meridianrichtung distalwärts eingesetzt und danach weiterhin manipuliert. Es kommen dickere Nadeln zum Einsatz und durch Roll-Dreh- oder Hebe-Senk-Technik wird die Meridianfülle abgeleitet. Der Punkt Dü 3 führt als Spasmolysepunkt zu allgemeiner Verminderung der Anspannung. Gleichzeitig wird dadurch die HWS günstig energetisch beeinflusst, was beim Tinnitus ebenfalls wichtig ist.

Nahpunkte beim Nierenschwäche- und Leberfülle-Typ

Diese werden rund um das Ohr herum ausgewählt. Vor dem Ohr liegen vor dem etwa dreieckigen Tragus die Punkte Gb 2, Dü 19 und 3E 21. Die Punkte aus der Shao-Yang-Achse vom

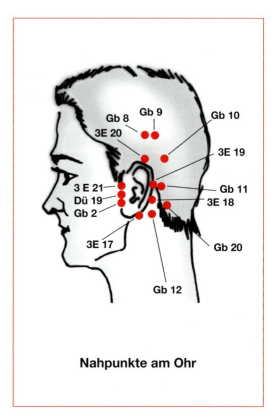

Nahpunkte am Ohr

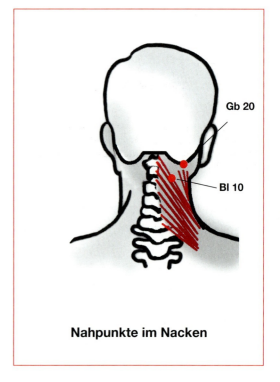

Nahpunkte im Nacken

AKUPUNKTUR IN DER PRAXIS
Tinnitus

Punktlokalisation

3E 17: hinter dem Ohrläppchen gelegen, vor dem Processus mastoideus etwas oberhalb der Unterkante des Ohrläppchens.

3E 18: etwa 1 Cun über 3E 17 und etwas weiter nach dorsal auf dem Schädelknochen hinter der Ohrmuschel.

3E 19: hinter der Ohrmuschel auf dem Schädelknochen etwa in Höhe vom Punkt 3E 21.

3E 20: auf dem Schädelknochen genau über der höchsten Stelle der Ohrmuschel. Dazu wird die Ohrmuschel vorsichtig senkrecht von hinten nach vorn geknickt, es entsteht dabei eine Tüte. Der Punkt liegt genau oberhalb der Tüte.

Dü 19: bei leicht geöffnetem Mund in Höhe des Kiefergelenks vor dem Tragus der Ohrmuschel gelegen. Tragus ist der etwa dreieckige Knorpelzipfel vorn am Ohr vor dem Eingang in den Gehörgang. Vorsicht, bitte keine gelenkeröffnende Akupunktur!

3E 21: 0,5 Cun oberhalb von Dü 19.

Gb 2: 0,5 Cun unterhalb von Dü 19.

Gb 8: 1,5 Cun oberhalb von 3E20 über der Ohrspitze.

Gb 9: 0,5 Cun hinter Gb 8.

Gb 10: in Höhe des Ohrmuscheloberrandes etwa 1,5 Cun hinter 3E 20.

Gb 11: genau zwischen Gb 10 und Gb 12.

Gb 12: direkt hinter der unteren Begrenzung vom Processus mastoideus.

Gb 20: in der fingerbeerendicken Lücke zwischen M. sternocleidomastoideus und M. trapezius an der Unterkante der Occipitalschuppe.

Bl 10: 1 Cun mediocaudal im 45-Grad-Winkel von Gb 20 auf dem lateralen Rand des M. trapezius.

Die Punkte Dü 19, 3E 21 und Gb 2 kann man mit einer Nadel von oben nach unten oder umgekehrt auffädeln, ich habe allerdings keine sehr guten Erfahrungen damit gemacht, es ist meist recht schmerzhaft. Merkhilfe für die drei Punkte: 2 plus 19 macht 21, Gb 2 unten = tiefste Zahl, Dü 19 darüber, 3E 21 oben = höchste Zahl.

Gallenblasen- und Dreierwärmermeridian sind lokal gut für alle Störungen wirksam, die mit dem Ohr zu tun haben, da diese Meridiane das Ohr sozusagen umrunden oder einkreisen.

Hinter dem Ohr liegt der Punkt 3E 17 mit Wirkung auf das Innenohr. Je nach Druckdolenz können auch alle Punkte zwischen 3E 17 und 3E 21 sowie zwischen Gb 8 und Gb 12 akupunktiert werden. Im Nacken kommen die Punkte Gb 20 und Bl 10 in Frage. Der Nierenschwäche-Typ darf nur mit wenigen Nadeln pro Sitzung behandelt werden, der Leberfülle-Typ kann jeweils mehr Nadeln verkraften.

Topographische Reflexpunkte

Mit Kenntnissen der Reflexzonen am Fuß kommt man zu der Verbindung von Mi 1 und dem Ohr. Empirisch haben sich Moxabehandlungen hier bewährt. Die Nadelung ist an dieser Stelle recht schmerzhaft und sollte besser unterbleiben. Die Punkte Mi 2 und Mi 3 haben reflektorische Verbindung mit der Halswirbelsäule. Die Nadelung hier kann den Tinnitus verbessern, wenn das Ohrgeräusch durch HWS-Probleme entstanden ist.

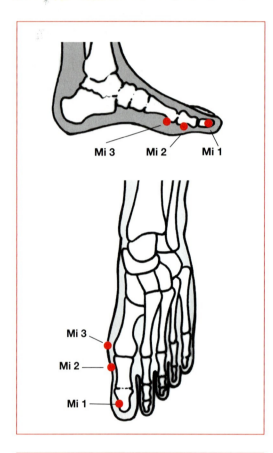

Punktlokalisationen

Mi 1: Im medialen Nagelwinkel der ersten Zehe.

Mi 2: etwas distal vom Großzehengrundgelenk an der medialen Fußkante zwischen rotem und weißem Fleisch.

Mi 3: etwas proximal vom Großzehengrundgelenk an der medialen Fußkante zwischen rotem und weißem Fleisch.

Koreanische Handakupunktur

Der topographische Reflexpunkt des Ohres liegt genau lateral mittig am Mittelfingerendglied. Hier setze ich zunächst für etwa 20–30 Minuten eine kleine koreanische Handnadel an der Stelle, welche die höchste Druckdolenz aufweist. Danach werden auf die Punkte Druckkügelchenpflaster geklebt, die bis zu mehreren Tagen belassen werden können. Kurse zur koreanischen Handakupunktur werden z. Zt. bei der anerkannten ärztlichen Akupunkturgesellschaft CAN (Colleg Akupunktur und Naturheilverfahren, Gießen) durchgeführt. Meine Therapieerfolge wurden durch Handakupunktur sehr gesteigert. Auch die HWS-Reflexpunkte der Handakupunktur sind dienlich, wenn eine HWS-Syndrom-Komponente beim Tinnitus zu finden ist, was wir tatsächlich recht häufig beobachten. Die HWS-Punkte liegen dorsal paramedial auf dem Mittelglied des Mittelfingers.

Störfelder am Kopf können die Therapieerfolge verhindern, daher achten Sie bitte auch auf alle Narben im Bereich des Gesichtes und auf Schleimhautveränderungen oder auf Störherde

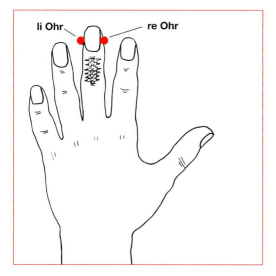

an den Zähnen oder den Tonsillen. Die Neuraltherapie ist hier eine segensreiche Ergänzung.

Da die Erfolgsquote beim chronisch-langjährigen Tinnituspatienten mit allen Therapieraffinessen der Naturheilverfahren immer noch sehr gering ist (etwa 30 %), sollten Sie sich bitte nicht als Anfänger der Akupunktur daran die Zähne ausbeißen, sondern mit Ihren Patienten Geduld haben. Manch einer muss damit leben lernen, auch wenn dies eine schwere Aufgabe ist.

12. Urogenitale Erkrankungen, Potenzstörungen

Ernsthafte Harnwegsentzündungen werden fraglos besser mit Hilfe der Schulmedizin therapiert, doch können die Naturheilverfahren denjenigen Patienten besser weiterhelfen, die an chronischer Reizblase, an Harninkontinenz oder an Bettnässen leiden, um nur die wichtigsten Akupunkturindikationen zu nennen.

Chronische Reizblase

Patienten mit chronischer Reizblase sind sehr belästigt; sie leiden unter häufigem Harndrang, unter Schmerzen beim Wasserlassen und zudem unter der Angst, dass sich eine Entzündung ausbreiten und die Nieren schädigen könnte. Sie werden deshalb sehr erleichtert sein, wenn diese Symptomatik gebessert werden kann. Da es sich um eine chronische Krankheit handelt, sind bevorzugt die Nahpunkte zu stechen. Über dem oberen Rand des Schambeinknochens liegen die Punkte Kg 2, Ni 11 und Ma 30. (Diese drei Punkte nenne ich die „Kg-2-Schiene", da alle Punkte in einer Reihe liegen.) Da sie sich schon im Schamhaarbereich befinden, spritze ich lieber ein

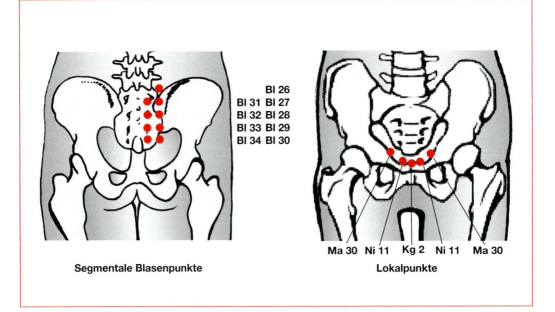

Segmentale Blasenpunkte

Bl 26
Bl 31 Bl 27
Bl 32 Bl 28
Bl 33 Bl 29
Bl 34 Bl 30

Ma 30 Ni 11 Kg 2 Ni 11 Ma 30
Lokalpunkte

> **Punktlokalisationen**
>
> **Kg 2:** genau am Symphysenoberrand
>
> **Ni 11:** 0,5 Cun lateral von Kg 2
>
> **Ma 30:** 2 Cun lateral von Kg 2 an der Schambeinoberkante
>
> **Bl 26:** 1,5 Cun lateral vom Dorn des 5. Lendenwirbelkörpers
>
> **Bl 27 bis Bl 30:**
> jeweils 1,5 Cun lateral der Mittellinie in Höhe der vier Foramina sacralia
>
> **Bl 31 bis Bl 34:**
> jeweils in einem der vier Foramina sacralia gelegen

Neuraltherapeutikum an die fünf Stellen (Ni 11 und Ma 30 beidseits), damit der Patient mit den Nadeln nicht so lange entblößt liegen bleiben muss. Ich verwende dazu bevorzugt das Formicain® der Firma DHU, denn in diesem Mittel ist Ameisensäure mit Procain gemischt, sogar Allergiker vertragen es in aller Regel gut. Homöopathisch geschulte Kollegen können je nach Modalitäten Homöopathika beimischen.

Segmentale Gesichtspunkte: Die untere Lendenwirbelsäule und das Kreuzbein bilden häufig Störstellen für die urogenitale Region. Bewährte Lokalpunkte findet man zwischen Bl 26 und Bl 34 beidseits. Besonders wirksam ist an dieser Stelle auch die Moxibustion.

Die Punkte am Rücken werden entweder nach Druckdolenz ausgewählt, oder es werden wechselnd die inneren oder äußeren Punkte behandelt. Bei der Moxibustion soll der Patient angenehme Wärme verspüren, der Punkt soll leicht gerötet erscheinen. Vor direkter Berührung der Haut mit der Glut muss gewarnt werden! Die Moxibustion muss immer so vorsichtig durchgeführt werden, dass es nicht zu Verbrennungen kommen kann.

Die Kg-2-Schiene neuraltherapeutisch anzuspritzen hat sich bei urogenitalen Störfeldern sehr bewährt. Ich benutze diese Therapieform sehr häufig, besonders bei Frauen mit vegetativen Dysbalancen. Oft sprechen darauf auch vorherige Nonresponder an.

Fernpunkte: Die Fernpunkte werden auf dem Blasen- und dem Nierenmeridian gestochen. Zum Energieausgleich zwischen den beiden Meridianen nutzt man die transversalen, zwischen den gekoppelten Meridianen verlaufenden Luo-Gefäße. Auf dem Blasenmeridian wird der Luo-Punkt Bl 58 mit dem Yuan-Punkt auf dem Nierenmeridian Ni 3 verbunden.

Ohrakupunkturpunkte: Ohrpunkte sowie alle Topographiepunkte sind Fernpunkte, daher sind sie sowohl bei akuten als auch bei chronischen Erkrankungen indiziert. In der Ohrtopographie nach chinesischer Schule finden sich die Punkte für Blase und Niere in der Hemiconcha superior, es sind die

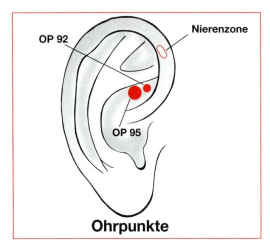

Ohrpunkte

Punktlokalisationen

OP 92: ein Bezirk im vorderen Viertel der oberen Hälfte der Hemiconcha superior

OP 95: ein Bezirk etwa in der Mitte der oberen Hälfte der Hemiconcha superior

Nierenpunkt der französischen Schule: an der vorderen Helixinnenkrempe in Höhe der Winkelhalbierenden der Fossa triangularis, verdeckter Punkt

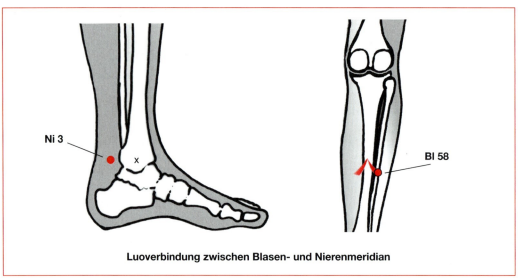

Luoverbindung zwischen Blasen- und Nierenmeridian

Punktlokalisationen

Bl 58: 1 Cun laterokaudal von der Mitte der Gastroknemiusköpfe auf halber Höhe des Unterschenkels

Ni 3: zwischen Malleolus internus und Achillessehne

Punkte OP 92 für die Blase und OP 95 für die Niere. Letzterer ist auch als allgemeiner Schmerzpunkt für den gesamten Körper wirksam. Die Ohrpunkte können mit den Punkten der Körperakupunktur kombiniert werden. Aus der französischen Schule der Ohrakupunktur hat sich der Nierenpunkt bei schmerzhaften Harnwegserkrankungen bewährt.

Ob bei einem Patienten mit chronischer Reizblase Antibiotikapflicht besteht, muss im Einzelfall geklärt werden. Doch auch zusätzlich zur Antibiose ist eine Nadelung der genannten Punkte sinnvoll. Der Krankheitsverlauf wird dadurch günstig beeinflusst.

Außerdem verordne ich aus der Homöopathie bzw. der Phytotherapie den Blasen-Nieren-Tee® von Hevert sowie Hewecyst-forte-Tropfen®. Die Anwendungsdauer ist für den Tee begrenzt, da er Bärentraubenblätter enthält; die Tropfen können dagegen als Langzeitverordnung gegeben werden.

Harninkontinenz

Bei diesem Symptom muss zunächst die gesamte schulmedizinische Diagnostik durchgeführt werden, um organische Ursachen auszuschließen. Die meisten Harninkontinenzpatienten leiden allerdings an funktionellen Störungen. Diese sind mit Hilfe der Akupunktur sehr oft gut zu behandeln. Im Sinne der traditionellen chinesischen Medizin (TCM) handelt es sich bei der Harninkontinenz um eine Schwäche des Wasserelementes; sowohl der Blasen- als auch der Nierenmeridian müssen tonisiert werden. Dazu sticht man die jeweiligen Tonisierungspunkte zusammen mit den entsprechenden Yuanpunkten. Der Yuanpunkt verstärkt die Wirkung des Tonisierungspunktes. Es sind die Punkte Ni 7 als Tonisierungspunkt der Niere, Ni 3 als Yuan-Punkt der Niere und Bl 67 als Tonisierungspunkt der Blase. (Da letzterer sehr schmerzhaft ist, benutze ich lieber die Moxibustion als die Nadeltechnik.) Bl 64 ist der Yuan-Punkt des Blasenmeridians. Zur energetischen Verbesserung im Sinne einer Vorn-hinten-Durchströmung ist auch die Shu-Mu-Technik geeignet. Dazu werden der Zustimmungspunkt (Shu-Punkt) des Blasen- und der des Nierenmeridians auf dem medialen Ast des Blasenmeridians auf dem Rücken gestochen, außerdem der Alarmpunkt (Mu-Punkt) auf der Rumpfvorderseite. Es handelt sich um folgende Punkte: Bl 23 als Shu-Punkt der Niere, Bl 28 als Shu-Punkt der Blase, Gb 25 als Mu-Punkt der Niere und Kg 3 als Mu-Punkt der Blase. Die Lokalpunkte der Kg-2-Schiene (Kg 2, Ni 11 und Ma 30) sind hier ebenfalls wirksam.

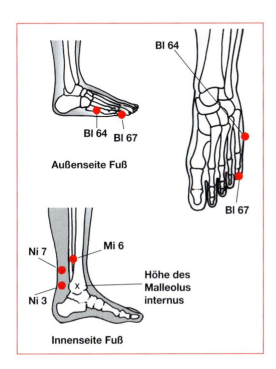

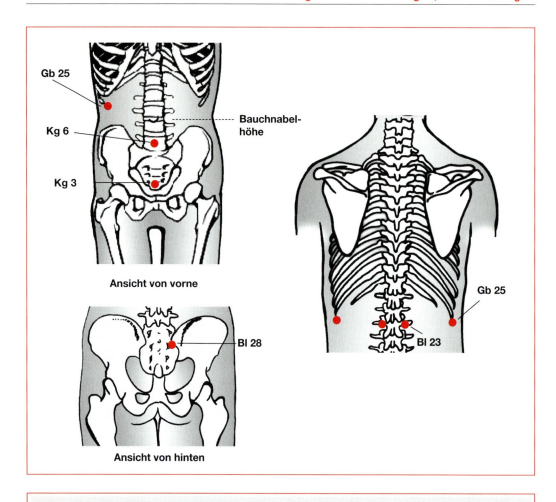

Ansicht von vorne

Ansicht von hinten

Punktlokalisationen

Ni 3:	zwischen Malleolus internus und Achillessehne
Ni 7:	2 Cun oberhalb von Ni 3 am Vorderrand der Achillessehne
Bl 67:	am lateralen Nagelwinkel der fünften Zehe
Bl 64:	etwas distal der Basis des Os metatarsale V an der lateralen Fußkante am Übergang vom roten zum weißen Fleisch
Bl 23:	1–5 Cun lateral vom Dorn des zweiten Lendenwirbelkörpers
Bl 28:	1,5 Cun lateral der Mittellinie in Höhe des zweiten Foramen sacrale
Gb 25:	am freien Ende der 12. Rippe
Kg 3:	1 Cun oberhalb der Symphysenoberkante

Bei Kg 3 ist zu beachten, dass in diesem Falle das Cun-Maß proportionale und nicht digitale Cun bedeutet, d. h. ein Cun ist hier ein Fünftel der Strecke zwischen Bauchnabel und Symphysenoberkante und nicht eine Daumenbreite wie beim digitalen Cun.

AKUPUNKTUR IN DER PRAXIS
Urogenitale Erkrankungen, Potenzstörungen

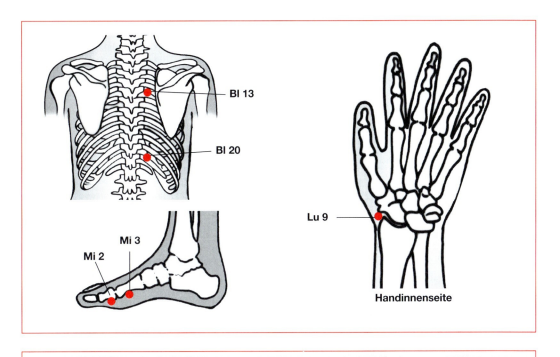

Punktlokalisationen

Bl 20: 1,5 Cun lateral vom Dorn des elften Brustwirbelkörpers

Bl 13: 1,5 Cun lateral vom Dorn des dritten Brustwirbelkörpers

Bl 23: 1,5 cun lateral vom Dorn von LWK2

Mi 3: etwas proximal vom Großzehengrundgelenk an der inneren Fußkante am Übergang vom roten zum weißen Fleisch

Lu 9: am radialen Ende der Handbeugefalte etwas radial der A. radialis

Mi 2: etwas distal vom Großzehengrundgelenk an der inneren Fußkante am Übergang vom roten zum weißen Fleisch

Bettnässen

Die Funktion der Blasenentleerung ist nach der TCM von der Energie der Tai-Yin-Achse mit Lungen- und Milzmeridian sowie von der Nierenenergie abhängig. Milz und Lunge sind an der Regulation des Wasserhaushaltes beteiligt. Die Niere steuert dabei die Aufgaben der Milz und der Lunge, denn in der Niere befindet sich die Yin- und die Yang-Wurzel aller Organe.

Yuan-Shu-Technik: Als Grundprogramm der Behandlung von gestörten Yinmeridianen eignet sich besonders die Yuan-Shu-Technik. Dabei werden die Zustimmungspunkte (Shu-Punkte) der Meridiane auf dem Rücken gestochen, zusammen mit den Quellpunkten

(Yuan-Punkte), die bei Yinmeridianen immer mit dem 3. antiken Punkt identisch sind. Beim Bettnässen als Leerestörung von Milz, Niere und Lunge steche ich die folgenden Zustimmungspunkte: den der Milz mit Bl 20, den der Niere mit Bl 23 und eventuell den der Lunge mit Bl 13 – letzteren eher seltener, da Bl 13 nicht in der Nähe des Segmentes liegt. Die Quellpunkte sind Mi 3, Ni 3 und Lu 9.

Die Meridianschwäche wird auch ausgeglichen durch Akupunktur des jeweiligen Tonisierungspunktes; die Wirkung dieser Maßnahme wird noch verstärkt durch den Yuan-Punkt, der durch die Yuan-Shu-Technik sowieso schon gestochen wurde. Die Tonisierungspunkte sind Mi 2 und Ni 7; der Tonisierungspunkt der Lunge ist identisch mit dem Quellpunkt Lu 9.

Alle Punkte sollen tonisierend gestochen werden, besonders geeignet ist dafür die Technik der Moxibustion. Die Auswahl der Punkte sollte so erfolgen, dass nicht jedes Mal alle Kombinatio-

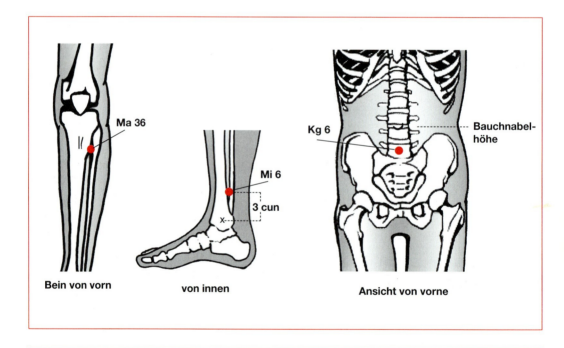

Bein von vorn   von innen   Ansicht von vorne

Punktlokalisationen

Ma 36:   1 Cun lateral der unteren Begrenzung der Tuberositas tibiae

Mi 6:   3 Cun über dem Malleolus internus an der Hinterkante der Tibia

Kg 6:   1,5 proportionale Cun unterhalb des Bauchnabels

nen gewählt werden, sondern jeweils nur ein Teil. Die Auswahl erfolgt nach der Druckdolenz oder nach den verschiedenen Techniken.

Weiteren Nutzen kann es bringen, die Gesamtenergie des Körpers zu verbessern. Dazu eignen sich z. B die Punkte Ma 36, Mi 6 und Kg 6. Ich nenne dieses Programm das „Manager-Programm", da es nach wenigen Anwendungen meinen Patienten deutlich zu mehr Kräften verhilft. Es ist als eigenständige Punktkombination in einer Sitzung dazwischenzuschieben. Die Patienten liegen dazu auf dem Rücken, entspannen sich mit den fünf Nadeln und spüren schon bald eine Verbesserung des Allgemeinbefindens.

Potenzprobleme

Patienten mit Potenzproblemen wenden sich oft lieber an Therapeuten, die sich mehr Zeit im Gespräch nehmen. Das trifft für den Akupunkteur im allgemeinen zu, denn sonst könnte er die TCM-Diagnose

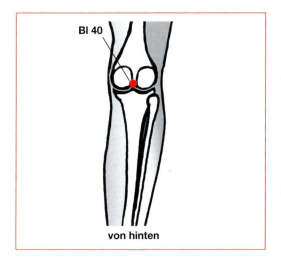
von hinten

Punktlokalisationen

Bl 40:   mitten in der Kniekehle zwischen den beiden Grübchen

gar nicht stellen. Patienten leiden sehr unter dem Verlust ihrer Mannes- bzw. Frauenkraft. Die Potenzprobleme lassen manch einen Patienten an sich selbst verzweifeln; eine erfolgreiche Therapie lässt diese Menschen wieder aufleben.

Körperakupunktur bei Potenzproblemen: Die Sexualkraft wird bei beiden Geschlechtern durch das „Manager-Programm" günstig beeinflusst. Es umfasst die Punkte Ma 36, Mi 6, Kg 6. Ferner ist der Punkt Bl 40 sehr erfolgreich und verbessert insbesondere die Erektionsfähigkeit des Mannes.

Koreanische Handakupunktur: Bei Potenzproblemen ist die koreanische Handakupunktur mit spezieller Handmoxibustion und auch die Nadelung mit speziellen Handakupunkturnadeln die erfolgreichste Methode. Nach einer Anleitung können die meisten Patienten zumindest die Moxibustion auch daheim eigenständig durchführen.

Es wird auf der Hohlhandseite die A-Linie akupunktiert. Diese verläuft zwischen den Körperpunkten Pe 7 in der Mitte der Handgelenksbeugefalte und Pe 9 auf der Mitte der dritten Fingerkuppe. Die A-Linie entspricht dem Konzeptionsgefäß. Der Punkt A 1 in einer Kuhle in der Mitte der Handgelenksbeugefalte entspricht den Genitalien, also etwa dem Körperpunkt Kg 1. Der Punkt A 8 etwa in der Mitte der Handfläche entspricht dem Bauchnabel, also etwa dem

Urogenitale Erkrankungen, Potenzstörungen

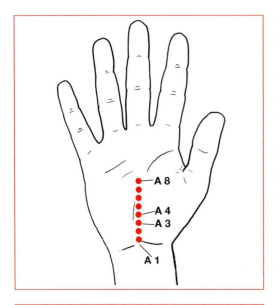

Punktlokalisationen

A 1:	etwa 0,5 cm distal der Mitte der Handgelenksbeugefalte
A 8:	in der Mitte der Handinnenfläche (ohne die Finger)
A 2 bis A 7:	jeweils in Siebtel-Abständen zwischen A 1 und A 8

Körperpunkt Kg 8. Die sechs Punkte zwischen A 1 und A 8 liegen in sieben gleichen Abständen dazwischen. Die genaue Lokalisation lässt sich durch die Drucksensibilität mit Hilfe einer einfachen stumpfen Sonde ermitteln. Unter der suchenden Sonde findet der Therapeut auch kleine Verquellungszonen, die zwar nur so groß wie ein größeres Sandkörnchen, aber dennoch gut tastbar sind. Sie decken sich meist mit den Druckdolenzzonen. Beim Punkt A 3 liegt der Hauptenergiepunkt des Mannes, beim Punkt A 4 derjenige der Frau. Besonders indiziert bei allen Arten von Schwächeerkrankungen, insbesondere bei Potenzschwäche, sind die Punkte A 1, A 3 oder A 4 und A 8. Man kann auch die gesamte Strecke durch Handmoxen erwärmen. Die Moxen werden über einer Kerze entzündet, da sie durch den Anteil von geruchsbindender Aktivkohle sonst nur schlecht entflammbar sind, und mit Hilfe einer Pinzette auf die Handinnenfläche gesetzt. Wenn der Patient die Wärme als angenehm wahrnimmt, wird die Moxe weitergeschoben zum nächsten Punkt. Man kann auf die betreffenden Punkte vorher kleine Metallplättchen aufkleben, die eine punktgenaue Wärmewirkung ermöglichen. Sie wirken außerdem leicht wärmeisolierend. Auch hier muss die Gefahr der Verbrennung beachtet und vermieden werden. Die Punkte können auch mit Nadeln stimuliert werden oder durch spezielle Druckkügelchenpflaster. Leider halten letztere auf der Handinnenfläche nur sehr begrenzt.

Handakupunktur oder Moxibustion steigert nicht nur die sexuelle Potenz, sondern auch alle anderen Bereiche der Lebenskraft. Da Krankheiten durch energetischen Verlust in unserer Gesellschaft stark verbreitet sind und wahrscheinlich weiter zunehmen werden, lohnt sich bei vielen Patienten ein Versuch mit einem dieser Verfahren.

Spezielle Kurse zum Erlernen dieser Akupunkturform führt z. B. die CAN (Colleg Akupunktur und Naturheilverfahren, Gießen) durch. Handakupunkturmaterialien können z. B. über Akupunkturbedarf Peter NAWROT, Großostheim, Tel.: 0 69 26–99 68 01 bezogen werden.

13. Neurodermitis und andere Hautprobleme

Vielen Patienten mit Hautproblemen hilft keinerlei spezifische Therapie mehr, denn die Hauterscheinungen sind in ein funktionelles Stadium übergegangen. In diesen Fällen kann die Akupunktur Hilfe zur Umstellung im Grundsystem bieten und dazu beitragen, dass der Patient neue Muster der Toxinausscheidung erlernt.

Die traditionell chinesische Medizin (TCM) geht von einer engen Verbindung zwischen Haut und Schleimhaut als Gewebe und Dickdarm und Lunge als Funktionskreise aus. Dickdarm und Lunge regieren nach dieser Vorstellung die Haut und die Schleimhäute. Vor diesem Hintergrund bemühen wir uns bei Hauterkrankungen, insbesondere bei der Neurodermitis, zunächst darum, die Funktion des Dickdarmes zu normalisieren. Der Dickdarm steht für Loslassen, Trauerverarbeitung und für die Regulation des Säuregehaltes im Körper. Das Immunsystem ist, ebenso wie jede andere Zelle des Körpers, hinsichtlich ihrer Nährstoffversorgung vom Dickdarm abhängig. Ohne die Keime des Darmes würden die Nährstoffe nicht genug aufgeschlossen, um dem Körper zur Verfügung zu stehen. Die darmassoziierten Lymphknoten bilden darüber hinaus den Hauptteil des Immunsystems.

Die Lunge ermöglicht die Sauerstoffversorgung und bringt das Atmungs-Chi in den Körper. Sowohl ein Stau im Meridian als auch eine Schwäche der Energie kann zu Hautproblemen führen. Oft ist infolge der Blockierung von Ausscheidungsorganen wie Leber und Niere die Toxinausscheidung über die Haut die letzte Möglichkeit – mit entsprechend unangenehmen Folgen. Der Patient muss dann zuerst Anleitung erhalten, wie er mit seiner Lebensführung seine persönlichen Giftstoffe so weit wie möglich vermeidet. Reckeweg spricht von Homotoxinen, die von außen oder vom inneren Stoffwechsel herrühren. Für die meisten Patienten heißt das: weniger Zucker und weniger leicht aufschließbare Kohlenhydrate wie Weißmehlprodukte zu sich zu nehmen. Durch Darmdysbiosen kommt es zu vielfältigen Pseudoallergien; der Patient muss durch Probemahlzeiten oder durch feinstoffliche Messmethoden (Bioresonanz, Elektroakupunktur nach Voll oder Kinesiologie) herausfinden, ob er z.B. Zitrusfrüchte, Nüsse, Milch oder Fisch verträgt.

Die Unverträglichkeit kann bei jedem Patienten auf anderen Nahrungsbestandteilen beruhen; es lohnt sich also, die individuellen Bedingungen herauszufinden.

Akupunktur bei Hauterkrankungen

Für den Akupunkteur bieten sich Möglichkeiten, energetisch die Funktion der Ausscheidungsorgane zu verbessern und die Funktionskreise Lunge und Dickdarm energiemäßig auszugleichen. Grundpunkt bei allen Hauterkrankungen ist der Meisterpunkt der Haut, Bl 40, der sich mitten in der Kniekehle über der Pulsation der A. poplitea befindet. Er soll beiderseits gestochen werden; danach kann der Patient sitzen oder besser auf dem Bauch liegen. Auch Rückenlage ist möglich; dabei zieht der Patient die Beine etwas an. Die Nadeln liegen genau in der Beugungsachse und stören daher nicht, auch Seitenlage ist möglich.

Grundprogramm der He-Mu-Technik

Durch das Grundprogramm der Yang-Organe, die He-Mu-Technik, werden die Ausscheidungsorgane beeinflusst. Dabei werden die unteren einflussreichen Punkte (He-Punkte) zusammen mit den Alarmpunkten (Mu-Punkte) gestochen. He-Punkte existieren nur für die Yang-Organe. Die He-Punkte der Yang-Organe der unteren Extremität sind identisch mit den Ho-Punkten, also den fünften antiken Punkten in der Nähe des Kniegelenkes. Die He-Punkte der oberen Yang-Organe verteilen sich auf Magen-und Blasenmeridian.

Die Meridiane zur He-Mu-Technik werden entsprechend der Energiemangelsymptomatik ausgewählt. Welche davon in Frage kommen, wird z.B. nach der Pulsdiagnostik, der Zungendiagnostik oder auch nach der Bauchdeckendiagnostik nach Yamamoto entschieden. Auf der Zunge zeigen topographisch zuzuordnende blässliche Regionen den Schwächezustand an. Reichlicher Zungenbelag wird als Füllesymptom interpretiert. Auf der Bauchdecke zeigen tastbare Verquellungszonen unter der Haut den gestauten Meridian in Fülle, und bei der Pulstastung gibt die Stärke der Pulsation Aufschluss über die Fülle oder Schwäche eines Meridians.

He-Punkte:
- für den Dickdarmmeridian: Ma 37
- für den Magenmeridian: Ma 36
- für den Dünndarmmeridian: Ma 39
- für den Blasenmeridian: Bl 40
- für den 3 Erwärmermeridian: Bl 39
- für den Gallenblasenmeridian: Gb 34

Mu-Punkte:
- für den Dickdarmmeridian: Ma 25
- für den Magenmeridian: Kg 12
- für den Dünndarmmeridian: Kg 4
- für den Blasenmeridian: Kg 3
- für den 3 Erwärmermeridian: Kg 5
- für den Gallenblasenmeridian: Gb 24

Neurodermitis und andere Hautprobleme

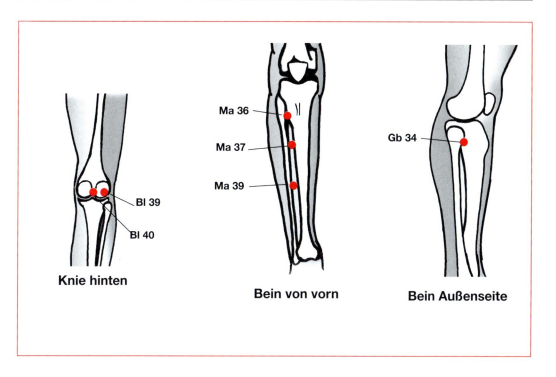

Knie hinten   **Bein von vorn**   **Bein Außenseite**

Punktlokalisationen

Ma 36: 1 Cun lateral der unteren Begrenzung der Tuberositas tibiae

Ma 37: 3 Cun distal von Ma 36

Ma 39: 1 Cun distal der Mitte zwischen Kniegelenksspalt und oberem Sprunggelenksspalt und 1 Cun lateral der Tibiavorderkante

Bl 39: am äußeren Rand in der Kniegelenksbeugefalte am medialen Rand des M. biceps femoris

Bl 40: mitten in der Kniekehle

Gb 34: vor und unterhalb des Fibulaköpfchens

Ma 25: 2 Cun neben der Mittellinie in der Höhe des Bauchnabels

Kg 12: auf der vorderen Mittellinie des Körpers zwischen dem Processus xiphoideus und dem Bauchnabel

Kg 4: 2 Cun oberhalb der Symphyse und 3 Cun unterhalb des Bauchnabels

Kg 3: 1 Cun oberhalb der Symphyse und 4 Cun unterhalb des Bauchnabels

Kg 5: 3 Cun oberhalb der Symphyse und 2 Cun unterhalb des Bauchnabels

Gb 24: im siebten Interkostalraum in der Medioklavikularlinie

Die Cun-Angaben der Kg-Punkte oberhalb der Symphyse entsprechen Fünfteln der Strecke zwischen der Symphyse und dem Bauchnabel. Man spricht hier von proportionalen Cun-Angaben im Gegensatz zu digitalen Cun-Angaben, wobei Daumenbreiten gemeint sind.

Neurodermitis und andere Hautprobleme

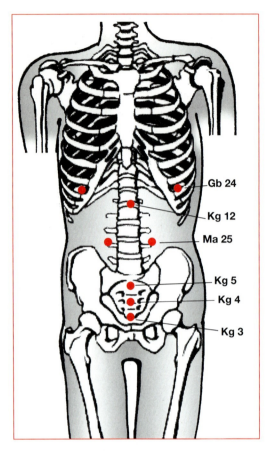

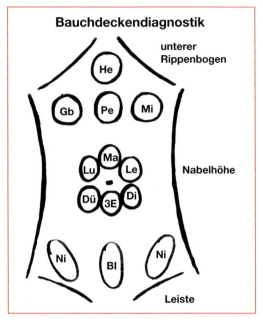

Bauchdeckendiagnostik

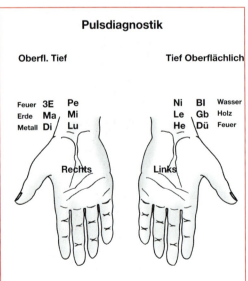

Pulsdiagnostik

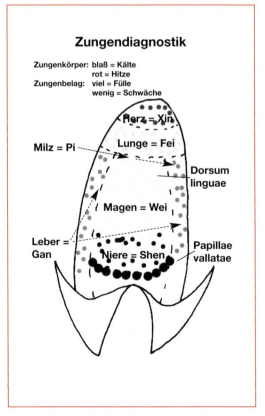

Zungendiagnostik

Energiebalance zwischen Lunge und Dickdarm

Lungen- und Dickdarmmeridian gehören zur Wandlungsphase Metall. Meist haben Neurodermitispatienten eine Schwäche des Metallelementes. Zu dieser Wandlungsphase gehört von der Ernährung her der eher scharfe Geschmack durch Gewürze. Ich empfehle daher meinen Neurodermitispatienten in aller Regel, schärfer zu würzen. Das Metall ist die Jahreszeit des Herbstes, oft leidet zu dieser Zeit der Neurodermitispatient besonders stark an Hautausschlägen. Die Farbe des Metalls ist silbrig oder weiß. Daher kann es auch helfen, den Patienten zu raten, hellere und auch weiße Kleidung zu tragen. Gerade die Leibwäsche soll weiß sein, das bringt eine (wenn auch kleine) energetische Verbesserung.

Der Lungenmeridian wird mit dem Punkt Lu 9 tonisiert, bei wenigen Hauterkrankungen, z.B. bei der Psoriasis, ist stattdessen eher Lu 5 als Sedierungspunkt indiziert, um gestaute Fülleenergie abzuleiten. Der Dickdarmmeridian wird mit Di 11 tonisiert; nur wenn hartnäckige Verstopfung vorliegt, ist Di 2 als Sedierungspunkt zu stechen. Diarrhoe gilt als Schwächezeichen für den Dickdarmfunktionskreis (Fülle in der Kloschüssel, aber nicht im Darm), verlangt also Tonisierung, Verstopfung dagegen ist als Energiestau zu werten.

Mit den Punkten Di 4 und Lu 7 wird das transversale Luo-Gefäß zwischen Dickdarm- und Lungenmeridian geöffnet. Das sorgt für gegenseitigen Ener-

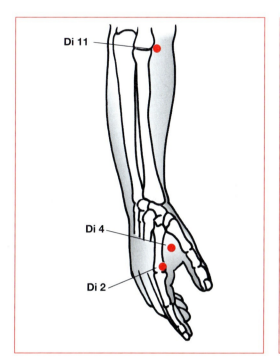
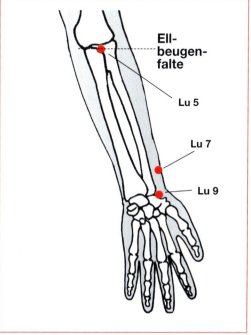

Punktlokalisationen

Lu 9: am radialen Ende der Handbeugefalte am radialen Rand der A. radialis

Lu 5: in der Ellbeugefalte radial der Bicepssehne, genaue Indikation beachten!

Di 11: etwas weiter unterhalb des radialen Endes der Ellbeugefalte unter einem Muskelwulst

Di 2: auf der Radialseite des Zeigefingers etwas distal vom Zeigefingergrundgelenk, zwischen rotem und weißem Fleisch, genaue Indikation beachten!

Di 4: in der Schwimmhaut zwischen den Metacarpalia I und II auf der Winkelhalbierenden ein Drittel von proximal, zwei Drittel von distal

Lu 7: auf der Radialiskante, knapp proximal vom Processus styloideus des Radius, etwa 1–1,5 Cun proximal der Handgelenksbeugefalte

gieausgleich. Di 4 ist der Yuan-Punkt des Dickdarmmeridians, Lu 7 ist der Luo-Punkt des Lungenmeridians. Diese Punktkombination wirkt auch auf das Immunsystem durch den Einfluss auf die darmassoziierten Lymphknoten.

Psychisch entspannende Punkte

Stress in der Psyche zeigt sich beim Hautpatienten meist sehr schnell auf der Haut. Die Akupunktur kann gewiss keine psychischen Probleme lösen, aber der Patient wird in eine bessere Energieausgangssituation gebracht, die es ihm ermöglicht, mehr Ausgeglichenheit zu erreichen. Die Wandlungsphase Metall wird der Trennung und Abgrenzung zugeordnet. Der Hautpatient, vor allem auch der Neurodermitispatient, hat durch die Schwäche des Elementes Metall deswegen auch oft Probleme mit Abgrenzung und Trennung. Daher versuche ich, diese The-

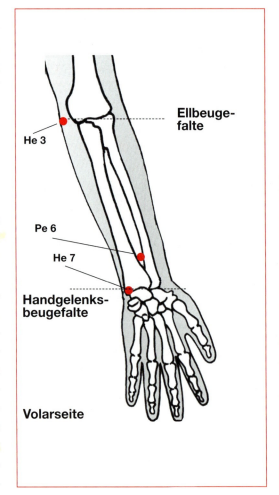

Neurodermitis und andere Hautprobleme

matik beim Patienten anzusprechen, oft treffe ich dabei auf offene Ohren. Der Patient, der nicht mehr „alles unter seine Haut" lässt, den nicht mehr alles „juckt" in seiner Umgebung, kann durch mehr psychischen Ausgleich zu mehr Abgrenzung und zu einer heileren Haut kommen. Bewährt haben sich bei mir folgende Punkte: Ma 36, der „Punkt der göttlichen Gleichmut", und He 3, der „Punkt der Lebensfreude". Die Punkte He 7 und Pe 6 (KS 6) führen zu allgemeiner Beruhigung, Bl 62 und Ni 6 fördern den erholsamen Schlaf.

Juckreiz

Wenn bei einer Hauterkrankung Juckreiz auftritt, bewähren sich die Punkte Mi 10 und Gb 31. Der Milzpunkt wird in tonisierender Form gestochen, das heißt er wird sanft in der Expiration eingesetzt, z. B. in Meridianrichtung von distal nach proximal tangential, und etwa 30 min belassen. Der Gallenblasenpunkt wird eher sedierend gestochen. Dazu wird die Nadel nach der Applikation noch mehrmals stimuliert, entweder durch „Anschniksen" der Nadel, so dass diese in Schwingung versetzt wird oder durch Hebe-Senk- oder Roll-Dreh-Technik. Die Nadel wird dabei entweder in schneller Abfolge stochernd etwas tiefer gestochen und gleich wieder etwas herausgezogen oder zwischen zwei Fingern leicht hin und her gedreht, wobei unbedingt darauf geachtet werden muss,

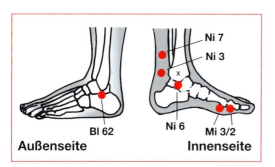

Außenseite   **Innenseite**

Punktlokalisationen

Ma 36: 1 Cun lateral der unteren Begrenzung der Tuberositas tibiae

He 3: am ulnaren Ende der Ellbeugefalte

He 7: am ulnaren Ende der Handgelenksbeugefalte radial der Sehne vom M. flexor carpi ulnaris

Pe 6: 2 Cun proximal der volaren Handgelenksfalte zwischen den Sehnen der Mm. flexor carpi radialis und palmaris longus

Bl 62: unter dem Malleolus externus

Ni 6: unter dem Malleolus internus

Punktlokalisationen

Mi 10: auf dem Oberschenkel 2 Cun oberhalb der Kniescheibe in der senkrechten Verlängerung der Innenkante der Kniescheibe

Gb 31: lateral am Oberschenkel unter dem Mittelfinger, wenn der stehende Patient die gestreckten Hände an die seitliche Hosennaht anlegt.

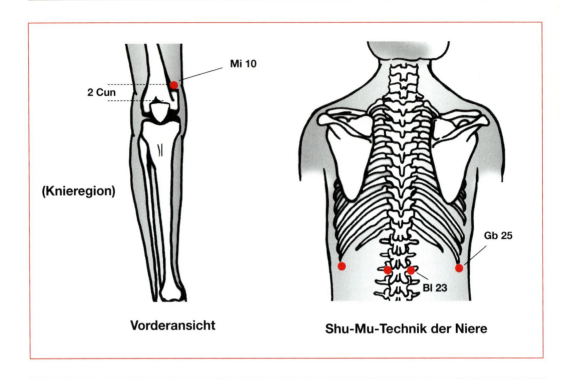

Punktlokalisationen

Bl 23:	etwa 1,5 Cun lateral des Dornfortsatzes vom 2. Lendenwirbel
Gb 25:	am freien Ende der 12. Rippe
Ni 3:	Zwischen Malleolus internus und Achillessehne
Ni 7:	2 Cun oberhalb von Ni 3 am Vorderrand der Achillessehne

dass bei der Drehung der Nadel kein ganzer Kreis beschrieben wird, damit sich Gewebefasern nicht an der Nadelspitze aufspulen können.

Stärkung der Nierenenergie

Die mit chronischen Erkrankungen einhergehende Schwächung geht dann buchstäblich an die Substanz, wenn dabei die Nierenenergie geschwächt wird. Hier wird die energetische Basis gespeichert, die Erbenergie. Daher soll man bei allen chronischen Erkrankungen immer zwischendurch auch die Niere stärken. Das beste Grundprogramm dafür ist die Shu-Mu-Technik, mit Nadeln tonisierend gestochen, d. h. Bl 23 als Shu-Punkt und Gb 25 als Mu-Punkt, sowie die Tonisierung der Niere mit Ni 7 und Verstärkung mit dem Yuan-Punkt Ni 3. Die beiden letzteren wirken besonders gut mit der Moxatechnik.

Der Hautpatient, besonders der Neurodermitispatient, spricht häufig gut auf die Therapie mit Homöopathika an. Es lohnt sich deshalb, mit einem erfahrenen Homöopathen zusammenzuarbeiten. Der Therapeut mit Erfahrungen in der Homöopathie kann z.B. mit Sulfur C 200 gute Erfahrungen machen. Der Patient soll nur einmalig etwa drei Kügelchen davon unter der Zunge zergehen lassen. Man kann die Gabe nach einigen Wochen wiederholen, bei Kindern ist das sogar schon nach einer Woche wieder möglich. Bitte beachten Sie auf jeden Fall die Kontraindikationen und informieren Sie sich vorher genauer zur Homöopathie.

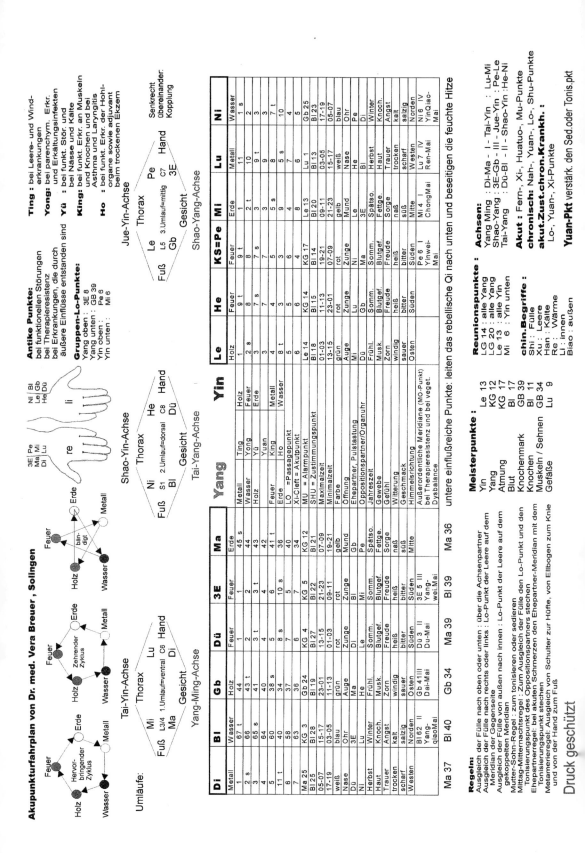